환자와

가족들,

의료인을 위한

유방암의
진단·치료·극복

−유방암에 관한 수준 높은 질문과 답변

저자 박성대, 강선희

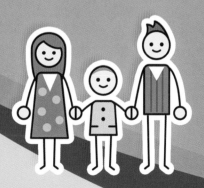

군자출판사

환자와 가족들, 의료인을 위한

유방암의 진단 · 치료 · 극복

첫째판 인쇄 2016년 5월 20일
첫째판 발행 2016년 5월 31일

지 은 이 박성대, 강선희
발 행 인 장주연
출 판 기 획 옥요셉
편집디자인 조원배
표지디자인 김재욱
일 러 스 트 문승호
발 행 처 군자출판사
　　　　　 등록 제 4-139호(1991. 6. 24)
　　　　　 본사 (10881) 경기도 파주시 회동길 338(서패동 474-1)
　　　　　 전화 (031) 943-1888　　　　 팩스 (031) 955-9545
　　　　　 홈페이지 | www.koonja.co.kr

ISBN 979-11-5955-047-8
정가 25,000원

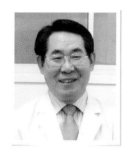

박 성 대

팔공 암요양병원 진료원장

박성대 명예교수는 1969년 경북대학교의과대학을 졸업하고 연세대학교대학원에서 석사학위, 경북대학교대학원에서 박사학위를 취득하였고 1983년 미국뉴욕 마운트사이나이병원에서 외과연수를 하였다.

1974년 동산의료원에서 외과전공의 과정을 마쳤고, 1977년 동산의료원 외과학교실에 재직하면서 외과 주임교수와 과장, 대장항문병과장 등을 역임하다가 2009년 정년퇴임한 후 현재까지 팔공암요양병원에서 진료원장으로 재임 중이다.

박성대 명예교수는 과거에 유방암환자의 진료와 수술을 시행했다가 분과진료로 대장항문병으로 전환하였으나 그 후에도 유방암에 대한 관심을 가지고 유방암 관련 도서와 인터넷 등으로 유방암 연구를 해왔었다. 지금까지 팔공암요양병원에서 유방암환자에 대해 과거의 진료경험과 최신 지식 등으로 유방암에 대해 요양적 진료와 상담 등을 지속적으로 시행하고 있다.

저서로는 대장암 예방, 치료 그리고 극복 (2011년), 대장암 예방치료 그리고 극복, 개정증보판 (2012년) 등이 있다.

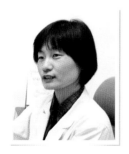

강 선 희

동산의료원 갑상선내분비외과

강선희 교수는 1996년 계명대학교의과대학을 졸업하고 계명대학교 의과대학 대학원에서 석사학위, 경북대학교 의과대학 대학원에서 박사학위를 취득하였고 2010년 미국 뉴욕 슬로완케터링 암센터에서 유방암 연수를 하였다.

2001년 동산의료원에서 외과전공의 과정과 유방 갑상선내분비외과 전임의 과정을 마친 후 현재 동산의료원 유방 갑상선내분비외과 교수 및 과장으로 재직중이다.

강선희 교수는 그 동안 지역의 많은 유방 질환 환자들을 진단하고 치료 하였으며, 대외적으로는 유방암 관련 학회에 꾸준한 활동과 연구를 지속적으로 하고 있다.

서 문

최근 한국에서 유방암의 발생이 점차 증가하면서 여성암 중 갑상선암에 이어 2위로 차지하고 있습니다. 아마 서구화된 생활양식과 식이습관 등이 원인이 되어 발생율이 증가하고 있는 듯 합니다.

여성에게는 유방암에 대해 각별한 관심을 가지게 됩니다. 여성의 유방은 노출되는 여성의 상징, 미적과 성적 매력의 상징, 모성의 상징임으로 유방암의 진단과 수술치료는 여성에게 아주 충격적이고 절망적인 상황을 일으킬 수 있습니다.

다행히, 유방암은 예후가 좋고 예방이 가능한 암 중의 하나입니다. 그러나 유방암 진단을 받는 놀라고 혼란한 경험, 때로는 예측불가하고 치명적일 수도 있는 유방암에 대해 지식을 획득하는 것, 치료선택을 이해하고 결정하는 것, 그리고 건강관리를 위한 효과적인 방법을 찾는 것 등은 유방암 환자에게 부담이 되면서도 알아내고 이겨내야 하는 사항들입니다.

최근 환자와 가족들은 유방암에 대한 새로운 발생지식, 예방과 조기진단을 위한 선별검사, 수술과 보조치료의 많은 발전, 유방재건술의 발전, 치료 후의 건강관리에 대한 관심, 환자의 충실한 추적, 유방암극복에 대한 다양한 방법 등에 대한 정보와 교육의 중요성을 인식하기 시작합니다.

"아는 것이 힘이다."라는 말은 암을 치료할 때 더욱 값진 것으로서, 암에 대해 대충 아는것 보다는 더 많이 알수록 더 많은 힘과 능력을 가질 수 있으므로, 특히 교육수준이 높아진 우리나라의 환자와 가족들이 더 똑똑하게 최선의 방법을 선택할 수 있습니다. 때로는 진행 암이 어렵고 힘든 경우라도 가장 좋은 정보, 굳건한 인내, 새로운 결정, 새로운 희망을 가지고 개선하고 재건하고 재충전하는 능동적 대처로 다시 정상생활로 돌아올 수 있는 것입니다.

저자들은 오랫동안 수많은 유방암 환자를 치료한 경험과 연구결과, 그리고 관련문헌을 수집하고 정리하여, 유방암 환자와 가족들, 의료인들 그리고 유방암에 관심 있는 일반인들이 쉽게 이해할 수 있는 유방암의 최신 정보와 지식을 제공하여 진단, 치료, 극복에 도움이 되도록 이 책을 저술하게 되었습니다.

유방암 진단을 받은 후부터 환자와 가족들은 유방암 과정 중 여러가지 많은 의문과 질문이 있겠지만 빠르게 올바른 답변을 들을 수 없는 경우도 많습니다.

이 책이 주는 지식과 정보로 환자는 외롭지 않고 또 치료팀의 일원이라도 된 듯이 의사와 같이 결정할 수 있게 될 수 있습니다.

이 책의 내용상의 소개는 5부로 구분하였습니다.

제 1부는 유방암의 개관으로 – 유방암의 이해, 발병위험, 유전관계, 유방암의 방어 또는 예방

제 2부는 유방암의 진단으로 – 증상, 선별 및 진단 검사, 생검, 병리검사, 병기결정

제 3부는 유방암의 최신 치료 방법으로 – 수술치료, 유방재건술, 방사선치료, 항암제치료, 호르몬치료, 표적치료, 임상검사, 보완대체요법

제 4부는 유방암의 치료 후 관리로서 – 건강한 삶의 관리, 유방암의 추적, 유방암의 재발, 유방암 치료의 부작용

제 5부는 유방암 치료 중과 치료 후의 극복관계로서 – 환자와 의사와의 관계, 암진단과 치료 동안의 삶, 치료 후 전환기, 유방암 치료 후의 조정과 유지, 말기암 관리, 배우자의 역할, 가족들과 진단공유, 암극복의 실천에 대해 기술하였습니다.

내용은 흥미위주의 이야기식이거나 너무 피상적이거나, 간단하지는 않고, 좀 더 분명하고, 정확한 최신적 지식을 전달하기 위해 전체적으로 질문답변 형식의 서술형으로 설명하였고, 아울러 환자와 가족들이 의사에게 진단부터 전 치료과정에 대해 궁금한 개인적인 질문사항도 포함하였습니다. 특히 다소 수준 높은 책 내용 중 다소 전문적인 지식은 쉽게 이해되도록 컬러사진이나 컬러그림, 또는 도표를 삽입 첨가하였으므로 내용이 더 잘 전달되리라 믿습니다.

특히 의료인을 위한 고수준의 전문지식은 ★표의 제목으로 표시하여 구별이 되도록 하였습니다. 이 책은 여러분이 유방암의 치료 후, 끝까지 극복하여 "더 오래, 더 큰 삶"을 살 수 있도록 하고자 할 때 가장 좋은 치료 결정과 극복에 훌륭한 자원이 될 수 있을 것입니다.

또 이 책에서 얻은 지식과 정보는 여러분이 믿는, 좋은 임상태도를 가진 의사와의 도움이 되는 대화로 생각하시고, 유방암 여정 중에 필요할 때 나아갈 길을 보고 알 수 있는 지도로 생각하시기 바랍니다.

발간사

본 책에서의 치료에 대한 지식은 한국인 유방암 치료의 표준적 또는 공식적 방침은 아닙니다. 따라서 환자의 현재의 치료 팀의 의견과 판단을 대체하기 위한 의학적 권고는 아니고, 환자와 가족들에게 의사와 치료결정을 하는데 도움이 되도록 정보를 제공하기 위한 것입니다. 일부 치료 과정을 모든 환자에게 동일하게 적용할수는 없으므로 각자 담당의사와 의논해야합니다. 이 책의 내용의 일부 오류나 누락은 저자의 책임이고 또 현재의 지식은 앞으로 어느 시기에 또 다른 새로운 지식으로 대체될 수도 있음을 알려 드립니다.

❀ 감사의 인사

이 책은 유방암 관련의 여러 분야별 저명한 교수들께서 시간과 통찰력을 부여하여 사실적 지식과 경험, 상황을 통하여 원고를 감수하면서 의견을 반영하고 수정하고, 또 좋은 사진자료들을 제공하여 훌륭한 책이 되었음으로 이에 진심으로 감사를 드립니다.

○ 강선희 교수(계명대학교 동산의료원 내분비외과) – 유방암 치료
○ 손대구 교수(계명대학교 동산의료원 성형외과) – 유방성형술
○ 송창훈 교수(분당 서울대학교 병원 방사선종양학과) – 방사선치료
○ 여수현 교수(계명대학교 동산의료원 영상의학과) – 영상의학과 사진자료
○ 권선영 교수(계명대학교 동산의료원 병리학과) – 병리학과 사진자료

이 책을 출판해주신 군자출판사에게 감사드리고 특히, 편집과 삽화분야에 수고해주신 여러분에게도 감사드립니다. 그동안 가족들의 격려와 성원에도 감사와 사랑을 보냅니다.

계명대학교 의과대학 명예교수 박 성 대

❀ 암 환자의 기도문

주여 지금 (유방)암 진단을 받았습니다. 이 암의 진단에 대해 저에게

- ○ 놀람의 심장고동을 진정시켜 주시고
- ○ 진단에 대한 부정을 안하게 해주시고
- ○ 진단에 대해 분노를 가라앉혀 주시고
- ○ 건강상실에 대한 슬픔을 이겨내게 해주시고
- ○ 자책감으로 후회하지 않도록 해주시고
- ○ 앞날에 대한 근심과 두려움을 적게 해주시고
- ○ 홀로의 격리감을 없게 해주십시오

주여 이 진단을 앞날에 새로운 삶을 위한 일시적 시련으로 생각하고 의연히 받아들이고 치료에 임하겠습니다. 이제 가장 좋은 암 치료 받을 수 있도록 훌륭한 의료진과 의료시설을 선택하게 해주시고, 치료 동안 사랑하는 가족들의 가정 내와 가정 외의 모든 일들이 주위 여러분들의 협조로 전과 같이 변함없이 잘 진행되도록 도와주시기 기원합니다.

주여 유방암이 몸에 침투되었지만 정신까지 침투되지는 않았습니다. 저의 가슴에 흉터가 있지만 심장에는 흉터가 없습니다.

이 암의 여정 중에

사랑이 식어지지 않도록, 희망이 부서지지 않도록, 믿음이 줄어들지 않도록, 평화가 깨어지지 않도록, 신뢰가 무너지지 않도록, 우정이 갈라지지 않도록, 용기가 없어지지 않도록, 기분이 우울하지 않도록, 자신감이 사라지지 않도록, 혼이 침범되지 않도록 해주십시오.

주여 저를 이 어렵고 힘든 암 치료 과정을 잘 극복하면서 일시적 "암환자"에서 영구적 "암소생자"가 되어 희망찬 새로운 삶을 새로 시작하도록 이끌어 주시고, 또 저가 이 암여정을 늘 함께 있는 친구로 생각하면서 다른 유방암 환자와 유방암 지원단체 모임에 소개하면서 도울 수 있게 되기를 기원합니다.

목 차 (Contents)

SECTION ❹　치료 후의 관리와 문제

SECTION ❺　극복

X

유방암의 개관

유방(Breast)의 구조와 생리

1. 유방의 외형과 해부구조는 어떤가

□ 유방의 외형은 크기와 모양이 다양하므로 '정상'을 단정하기는 어렵다. 크기는 유방의 다른
   조직에 대한 지방양의 정도로 결정되는데 1/3은 지방조직이고 나머지는 유관과 지주섬유조
   직이다.
   체중의 가감에 따라 유방크기는 변할 수 있으나 유방조직의 양은 일정하다. 모양은 다양하나

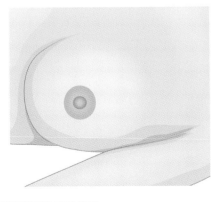
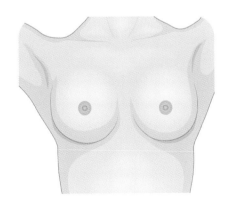

 유방 윤곽

3

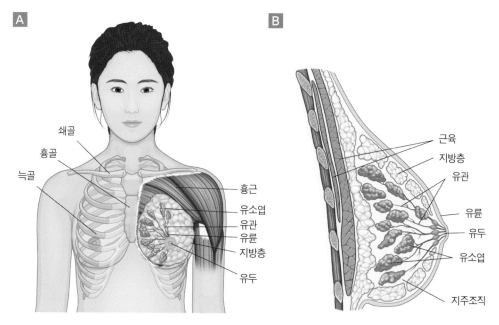

그림 1-2 유방해부 : A. 좌-피부 하 지방층, 우-지방층 하 유선조직, B. 유방측면 그림

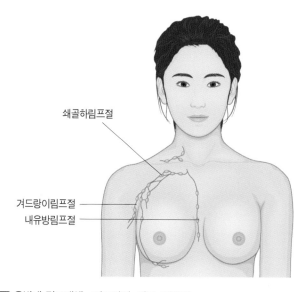

그림 1-3 유방내 림프배액 : 겨드랑이, 쇄골, 내유방

보통 '눈물방울' 형태이다. 지방조직이 많으므로 압박촉감은 아주 부드럽고 연하다(그림 1-1).

□ 유방의 해부구조는 유방조직 내에 포도송이 모양 또는 브로콜리 모양의 20-25개의 유엽내 모유를 생산하는 많은 유소엽이 있고 이 모유를 배출시키는 유관들과 연결되어있다. 이 유관은 유두를 향해 배열되고 유두에는 8-10개의 개구부가 있다(그림 1-2).

□ 유방은 혈관과 림프관을 가지며 이 림프관은 림프액을 운반하면서 림프절에 이른다.

림프절은 림프 내에 물질을 투과하여 감염이나 암과 싸우는 방어조직이다.

작은 콩 크기의 림프절 덩어리는 대부분 유방근처의 액와(겨드랑이), 쇄골(쇄골 위), 흉벽 내(내유방)에서 발견된다. 림프배액은 대부분 액와림프관이 담당한다.

2. 유방의 변화는 어떻게 되나

여성의 유방은 어린 시절부터 노년까지 체내 어느 장기보다 많은 변화를 한다. 초경 1~2년 전부터 여성 호르몬인 에스트로겐과 프로게스테론의 영향으로 성장하기 시작한다

수정시기 동안 호르몬수준의 변경으로 매달 유방주기를 거치면서 유선이 커지고 임신에 대비하듯 팽창하며, 이후 비활동적 상태로 다시 돌아온다.

폐경에는 호르몬수준이 떨어져서 많은 모유생산 유선은 쪼그라들거나 사라지고 일부는 지방으로 대치된다.

모든 이런 변화는 때로는 세포 DNA 손상을 일으키면서 암으로 이끌 수 있다.

암(cancer)의 이해

1. 암은 어떻게 생기나

    하나의 유전자는 모든 조직과 장기를 만드는 세포의 핵 내 염색체에서 유전적 특징에 대한 정보를 가지는 DNA 구조의 하나에 한정된 분절(segment)이다. 각 세포에는 30,000개 정도의 유전자가 있다. 유전자는 각 세포의 기능과 역할을 지시하는 청사진 역할을 한다.

    유전자 지시대로 정상세포는 체내의 필요에 따라 분열과 성장을 하면서 새로운 세포를 만들고 오래되거나 손상되면 저절로 죽는다. 이런 과정이 어떤 원인에 의해서 DNA 또는 유전자의

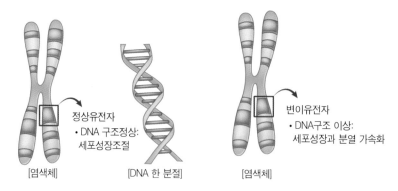

[염색체]   [DNA 한 분절]   [염색체]

정상유전자
• DNA 구조정상:
세포성장조절

변이유전자
• DNA구조 이상:
세포성장과 분열 가속화

그림 2-1 정상유전자와 변이유전자의 구조

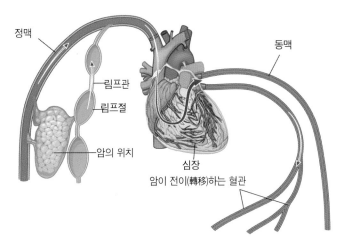

정맥

림프관

림프절

암의 위치

동맥

심장

암이 전이(轉移)하는 혈관

그림 2-2 암의 전신 전이 경로: 암세포가 정맥으로 유입되는 림프관과 혈관을 통해 폐, 골, 간, 뇌를 순환하면서 원격부위에 전파

손상에 의한 유전자변이가 생기면 비정상적으로 세포의 분열, 성장, 사망이 통제가 안되어 세포가 계속 성장하고 축적되면서 종양을 만든다(그림 2-1).

이 종양의 성장이 과도증진되어 주위인접조직에 침투하면서 악성종양 또는 암이 되고, 주위의 혈관이나 림프관에 들어가 순환하면서 다른 부위에 정착하여 성장하면 새로운 전이암이 되면서(그림 2-2) 재발할 수 있고 생명과 관계될 수도 있다.

2. 유전자변이는 어떻게 생기나

모든 암은 DNA변동이 관여하므로 유전적이다. 암세포가 되려면 세포 성장에 영향을 주는 변이가 있어야 하고, 다음에 세포성장을 촉진시키는 어떤 것에 노출이 있어야 한다. 유전자변이는 흔히 생길 수 있고, 저절로 수리되거나 별 손상없이 지나지만, 때로는 변이가 특정부위에 수년에 걸쳐 몇 번 생기면서 암이 될 수 있다. 보통 한두 번의 변이로는 암까지 진행되지 않지만 일부 이미 손상된 변이가 유전되었다면 손상된 유전자의 정상적 복구가 방해됨으로 한두 번의 변이로도 암이 될 수 있다. 세포의 성장, 분열, 사망에 관여하는 유전자 2가지가 변이됨으로 암이 발생된다.

□ 세포성장을 억제하거나 지연시키는 종양억제유전자(tumor suppressive gene)의 불활성화

  − 기능소실로 세포의 성장과 억제의 통제가 안된다.

□ 세포분열을 자극 또는 가속화하는 종양유전자(oncogene)의 활성화

  − 세포의 성장과 촉진을 유발하는 기능을 갖게 되어 종양의 발생과 성장을 촉진한다.

유방암(breast cancer)의 이해

암은 하나의 질병이 아니고 무한정으로 성장한다는 공통점을 가지면서 세포형에 따라, 장기에 따라 종류가 다른 100가지 이상의 병이다.

암의 종류는 전이되는 부위와 상관없이 처음 성장을 시작한 부위의 이름으로 명명한다. 한마디로 유방암은 유방에 생기는 암이다.

1. 유방암은 어떻게 발병하는가

유방암은 확실히 증명되지 않은 다양한 원인 또는 요소에 의해 발병한다. 하나의 유방세포가 발암물질, 방사선, 유전이상, 호르몬과 성장요소 등에 의해 변이가 되면서 시작한다. 그 다음 에스트로겐, 프로게스테론, HER-2등의 증진인자에 의해 정상세포보다 빠른 세포분열증식을 계속한다. 그 후 몇 번의 변이를 거쳐 빨리 성장하는 종양세포집단을 만들면서 암이 된다. 이를 획득성 유전자변이에 의한 산발형 유방암이라 하고 발병원인의 80% 이상을 차지한다(그림 3-1).

○유방암 진행의 4단계는 무엇인가

① 유관벽의 상피세포의 수가 증가한다-과증식

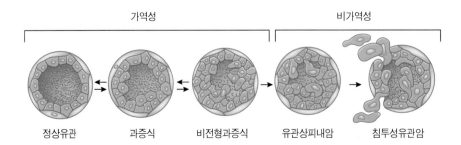

그림 3-1 유방암의 진화 : 정상유관에서 침투성 유관암까지 변화

② 상피세포가 과도해지고 변형되어 세포가 비정상으로 변해 보인다–비전형 과증식

③ 세포가 증식하고 분열되어 암세포를 닮았으나 유관벽내에 있다–비침투성 상피내암

④ 암세포가 유관벽을 뚫고 주위조직으로 침투한다–침투성 유방암(그림 3-1)

일부는 이미 변이된 DNA유전자가 생식세포의 돌연변이를 통해 직접 유전되어 더 빠른 진

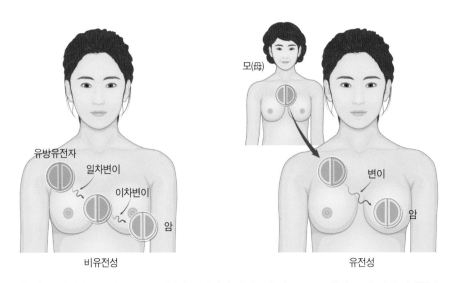

그림 3-2 유방암의 발생이론 : 비유전성과 유전성의 변이는 음식, 호르몬, 환경 등에 의해 발생한다.

행으로 암발생 위험을 증가시키고, 가족들간에 발병하는 유전성 유방암의 원인이 된다(그림 3-2). 이런 유방암은 BRCA(BReast CAncer)이란 유전자가 변이된 상태로 양친으로부터 유전되었다가 추가적인 유전자의 변이가 생기면 비정상 성장을 억제 못하여 빨리 암이 된다. 이를 유전성 유전자 변이에 의한 유전형 유방암 이라 하고 발병원인의 10% 정도를 차지한다.

2. 유방암은 어떻게 성장하는가

유방암은 비교적 성장이 느린 암이다. 하나의 유방세포가 2배 성장하는데 속도의 차이는 있겠지만 3개월 걸린다. 완두콩 크기인 1cm 크기가 되는데 30번의 배가시간이 필요하므로 대략 30x3=90개월 또는 8년이 걸린다. 1cm 크기는 10억개의 세포로 만들어진다. 만질 정도의 크기는 5년 걸리고, 1cm 크기 또는 땅콩크기가 되어야 촉진이 가능하다.

3. 유방암의 발병은 어느 정도인가

유방암의 발병원인을 간단히 설명할 수는 없다. 다양한 발병위험도를 가지고 있고 높은 사회경제국가의 여자에게 잘 생긴다고 볼 수 있다.

미국 통계상 100살을 산다면 1/8명, 즉 12%의 평생위험도로 유방암이 발병 되고 1/28명이 사망한다는 보고가 있고 연령적으로 1/8이 45세 이전, 2/3가 55세 이후 발병한다는 보고도 있다. 최근 50세이후의 발병이 감소추세인데 원인으로는 폐경기증상에 대한 호르몬사용이 줄어들고 예비검사의 발전으로 조기에 전암병변을 발견하고, 생활방식과 환경적 위험요소를 회피 또는 방어하기 때문인 것으로 생각된다.

1) 유방암진단의 연령별 위험도(미국)

현재 연령(년)	10년 후 위험도(%)	평생 위험도
30대	1/250 (0.40)	1/8
40대	1/71 (1.45)	1/9
50대	1/42 (2.78)	1/9
60대	1/29 (3.81)	1/11
70대	1/27 (4.81)	1/15

2) 유방암의 연령별 발생빈도(미국)

〈35세	35-44세	45-54세	55-64세	65-74세	75-84세	〉85세
1.9%	10.2%	22.6%	24.4%	19.7%	15.5%	5.6%

3) 한국 여성암 발생비율(2014 유방암백서). 인구 100,000명 당

부위	발생 수	비율	년간 변화율
1. 갑상선	113.8/100,000	26.4%	23.5%
2. 유방	50.0/100,000	14.7%	6.1%
3. 위	26.9/100,000	10.7%	4.3%
4. 대장	27.5/100,000	10.1%	4.5%
5. 폐	15.5/100,000	6.3%	1.7%
6. 자궁경부	15.8/100,000		3.9%
7. 간	11.7/100,000		1.5%
8. 담낭	9.0/100,000		
9. 췌장	7.8/100,000		
10. 난소	7.4/100,000		

□ 유방암 발생비율은 전체암 중

   -2001년 16.1%로 1위, 2011년 14.7%로 2위

   -2012년 유방암 발생비율 2000년 대비 20% 증가

4) 유방암 발생빈도: 인구 100,000명 당

	2008년	2014년
서구	124/100,000	82.0/100,000
일본	77.5/100,000	51.5/100,000
한국	51.1/100,000	52.1/100,000

*아직 서구에 비해 발생률이 낮으나 평균증가율은 가장 앞선다.

4. 한국인의 유방암 발병 통계는 어떤가

□ 유방암 환자숫자와 발병율은 큰 폭으로 증가하고 있다.

   -2000년 5,401명, 2010년 16,398명으로 3배 증가하였다.

   -발생이 지속적으로 증가하나 아직 서구의 1/2~1/3수준이다.

   -2014년 유방암 등록백서를 보면 인구 100,000명 당

   1996년 16.7명, 2000년 23.0명, 2004년 40.5명, 2008년 51.1명, 2011년 67.0명 발병하였다.

폐경기 이전 젊은층 여성의 발병율이 높다. 40대가 많고 40대 이하도 15%로서 서구보다 3배 많다.

▷ 한국

	2000년	2010년	2012년
50세 이전	60.8%	51.3%	46.6%
50세 이후	39.2%	48.7%	53.4%
평균연령	46세	49세	51세

▷ 미국

폐경기 이후 발병이 70%를 차지한다. 60대가 가장 많고 평균연령은 61세이다.

□ 한국에서의 세대별 발병빈도(2010년 , 유방암백서)

20대	30대	40대	50대	60대	70대	80대
1.5%	12.7%	37.1%	29.1%	14.0%	5.0%	0.6%

▷ 40대 후반에 가장 많고 그 다음은 50대였다. 최근 발병연령이 점차 증가하는 경향으로 50대 전후 5년간의 발생율은 비슷해졌고 평균연령은 50세이다. 10년간 세대별 증가비교는 60대 와 70대에 더 뚜렷하다.

▷ 35세 미만 젊은층 발생율은 11-16% 이다.

유방암의 발병 위험

위험도는 암을 일으킬 기회를 증가시키는 것을 말한다. 위험도에는 여러 가지 요소가 있다. 그러나 위험도가 있다고 반드시 암발병이 되는 것은 아니고 위험도가 없다고 암발병이 안되는 것도 아니다. 유방암은 80% 정도에서 위험요소가 없지만 일부 개인병력과 가족력으로 평가하고 그 외 암발생 환경과 개인적 행동이 관여한다. 위험도를 안다면 방어적 방법을 취하고 선별검사를 진행시켜 암발생을 통제할 수도 있다.

1. 유방암발병 위험요소는 무엇인가

위험도는 두 그룹으로 분류한다.
1) 변화시킬 수 없는 것 – 유전적이고 통제할 수 없다.
2) 변화시킬 수 있는 것 – 비유전적으로 통제할 수 있다.

○ 변화시킬 수 없는 위험요소들은 어떤 것인가

위험요소의 25-45%를 차지하고 그 중 연령, 성별, 가족력이 중요하다.
□ 연령: 가장 중요한 요소이다. 유방암은 나이가 들수록 발병율이 증가한다.

- 미국: 30대 이전 0.3%, 30대 3.5%, 50대 이상 77%이다.
  45세 이전 발병기 8명 중 1명, 55세 이상 발병이 3명 중 2명이다.
- 한국: 40대에 가장 많이 발생하므로 서구보다 10년 이상 일찍 발병하는 경향이 있다. 최근에는 발병 연령이 서서히 상승하는 경향이 있다.

□ 성별: 여자라는 자체가 위험하다.
- 여자:남자=100:1의 발생 비율이다.
- 여자는 유방세포가 훨씬 많고 유방호르몬의 노출이 더 많다.

□ 가족력: 일부분만 가족력이 있다. 한국은 10%에서 가족력이 보고된다.
- 모, 자매, 딸의 일차가족력이 있으면 2배 발병이 증가하고 할머니, 사촌, 고모의 가족력이 동시에 있으면 3배 발병이 증가한다.
- 유방암 이외에 자궁암이나 난소암의 동반 가족력이 있다.

□ 유전성 위험요소 – 일부에서 유전자변이가 유전된다(5-10%)
- 관여 유전자: BRCA1는 55-65%, BRCA2는 45% 유방암이 발병한다.
- BRCA 유전자 변이가 있는 사람은 35세 이하 젊은 연령의 정상인보다 3-7배 더 유방암이 발병한다.
- 쌍둥이는 유방암이 발병할 확률이 3-4배 더 높다.
- 유전자변이를 가진 남자에게는 일반인보다 9배나 더 유방암이 발병한다.

□ 개인적 병력
- 반대측 유방의 암발병 위험이 3-4배 증가한다(15-25%)
- 난소암이나 자궁암의 병력이 있으면 유방암발병 위험이 2배 증가한다.
- 일부 양성질환도 암발병을 증가시킨다.
  ▷ 비전형증식증: 4-5배
  ▷ 유소엽상피내암: 양측성, 젊은 연령층은 5-10배

□ 유방사진상 유방조직 치밀도(density)
- 치밀도가 증가하면 암발병 위험도가 상승한다. 치밀도가 75% 증가하면 암발병률이 5배 증가한다.
- 치밀도는 연령, 폐경, 임신, 호르몬치료, 유전 등이 관여한다.

□ 호르몬 요소

- 에스트로겐과 다른 생식호르몬의 평생노출이 관여하여 유방세포의 발달과 기능과 암세포의 성장을 촉진한다.

- 월경시기가 길면 더 많은 에스트로겐에 노출되므로 위험도가 증가한다. 12세에 초경을 하는 사람은 15세에 초경을 하는 사람보다 유방암 발병율이 30% 증가하고 55세에 폐경을 하는 사람은 50세에 폐경하는 사람보다 발병율이 30-50% 증가한다.

○ 변화시킬 수 있는 위험요소들은 어떤 것인가

위험요소의 60%를 차지하고 그 중 호르몬, 비만과 은둔이 중요하다.

□ 임신: 월경기간을 줄이므로 위험이 감소된다. 30세 이후의 첫 임신은 위험이 2배 증가된다. 임신(6개월 이상)이 없으면 위험이 증가한다.

□ 수유: 월경기간을 감소시켜 위험이 감소된다.

□ 피임약: 발병이 약간 증가된다. 그러나 확실치 않다.

□ 폐경 후 호르몬대체요법: 장기간 사용에 유방암발병이 20% 증가된다.

□ 디에틸스틸베스테롤 (수정약, 유산과 조기분만 방지약): 발병이 약간 증가된다.

□ 환경적 요인 : 큰 역할을 한다. 음식물과 생활습관, 사는 장소, 일하는 장소, 발암물질 노출 등이 포함된다.

- 불균형적 음식물 섭취: 야채와 과일은 적게, 고지방질(에스트로겐 증가), 붉은 고기, 태운 음식을 많이 섭취한다.

- 운동부족과 은둔생활

- 심한 과체중. 특히 폐경 후 복부비만

- 과도한 음주: 혈중 에스트로겐 상승으로 1.5배 위험도 상승

- 흡연: 위험도 10% 증가

- 방사선노출: 20대에 방사선 노출 경우(호쯔킨병의 치료) 5배 발병 증가, 노출의 양과 연령이 중요하다.

□ 유방암 위험요소가 아닌 것

– 큰 유방, 브라착용, 낙태, 유방성형술(주입), 땀억제제 사용

1) 스트레스가 유방암을 일으키는가

아마 관계가 없는 듯 하다. 감정적 또는 정신적 요소가 암의 발병이나 재발에 큰 영향은 없다. 개인성도 큰 상관은 없다. 스트레스는 면역계의 여러 구성요소를 방해하고 호르몬분비를 증가 또는 감소시키는 개인적 내분비계에 충격을 준다. 그러나 면역계가 유방세포만의 영향을 증명하지 못하고 유방암 발병이 면역계의 손상에 의해서만 발생하는 것은 아니고 또 생리적 현상이 아닌 스트레스로 유방호르몬의 지속적 과상승도 아니다. 유방암발병은 오랜 시간이 걸리므로 최근의 스트레스와는 더욱 발병원인에 상관이 없다.

2) 유방암의 비교적 위험도를 증가시키는 요소들은 무엇인가

- 고위험 – 연령(미국 60세 이상, 한국 50세 이상)
  - 유전되는 유전적변이(BRCA1, BRCA2)
  - 2명 이상의 젊은 연령 직계가족의 유방암 병력
  - 유방암의 개인적 병력
  - 폐경 후 유방치밀도
- 중위험 – 유방암을 가진 직계가족
  - 조직생검상 비전형증식증
  - 흉부에 고용량의 방사선조사 과거력
- 저위험 – 생식기능요소 : 30세 이후의 분만, 이른 초경(12세), 늦은 폐경(55세 이후), 출산력 없음, 수유경력 없음
  - 순환호르몬 : 경구피임제, 최근까지 장기간 폐경 후 호르몬대체요법, 폐경 후 비만
  - 기타 : 자궁암, 난소암, 대장암의 병력, 음주

3) 과거력 문진사항은 무엇인가

초경 연령, 결혼 여부와 결혼 연령, 임신 횟수, 출산 횟수와 유산 횟수, 초산 연령, 수유 여부, 유방암 과거력(관계, 발생연령, 양측성 유무), 과거 유방수술력, 유방암 가족력

▷폐경 전: 마지막 월경일, 월경주기의 기간과 규칙성, 피임약 복용여부
▷폐경 후: 폐경시기, 호르몬대체요법 시행여부

3. 한국인의 유방암발병 증가이유는 무엇인가

□ 인구의 고령화(통계청)

	2000년	2010년
14세이하	21.1 %	12.4 %
15세-64세	71.7 %	72.0 %
65세이상	7.2 %	15.6 %

*40대에 가장 많이 발병하나 고령화로 발병 평균연령이 점차 높아질 가능성이 있다.

□ 체형과 식생활의 서구적 변화—비만, 동물성칼로리 섭취증가
□ 빠른 초경 연령의 변화(산부인과)
　·1960년-14.8세　　　·1980년-14.1세
　·1998년-12.7세　　　·2010년-12세
□ 결혼 및 첫 출산 연령의 증가
　·결혼연령 : 1960년-21.6세　·2000년-26.5세　　·2009년-28.7세
　·출산연령 : 1990년-25.9세　·2000년-27.7세　　·2010년-30.1세
□ 출산율의 저하(통계청)
　·1970년-4.5명　·1980년-2.8명　·1990년-1.6명
　·2000년-1.5명　·2010년-1.2명
□ 모유수유율의 감소
　·1985년-59%　·1994년-11.4%　·2000년-10.2%　·2006년-24.2%

□ 암발생 위험인자의 환자 증가(%)

	2000년	2010년
빠른 초경 : 13세 이하	11.8	23.9
늦은 폐경 : 55세 이상	11.7	12.5
늦은 첫 출산	12.3	16.5
미혼, 독신	4.9	6.8
모유수유(-)	20.7	31.5
가족력	4.8	9.4
비만	25.8	29.7

○ **유방암 발병에 관한 기타 질문사항들**

   – 스트레스로 유방암 발병이 되는가

   – 장기간 브라착용이 유방암 발병과 관계있나

   – 유방 보형물성형술이 유방암 발병과 관계있나

   – 식물성 에스트로겐의 섭취는 유방암 발병과 관계있나

   – 유산을 자주 해도 유방암 발병과 관계 있나

   – 폐경 전 피임약 사용이 유방암 발병과 관계있나

   – 폐경 후 호르몬대체요법이 유방암 발병과 관계가 있나

유방암과 유전

1. 유방암 발병과 유전과의 관계는 무엇인가

☐ 유방암의 발생적 종류는 무엇인가

① 획득성, 산발성(sporadic) – 80% 차지

   – 가족력이 없다. 유전양상을 안 따른다.

② 유전성(inherited) – 10% 차지

   – 우성암유전자(BRCA)가 다음 세대에 전달되어 한 명 이상의 개인 또는 가족력이 보인다.

③ 가족성(familial) – 20% 차지

   – 우연히 가족이 동시에 발병하는 것으로, 멘델유전법칙을 따르지 않고 다음 세대에 반드시
전달되지도 않고, BRCA 존재의 유무는 알 수 없다.

   – 가족력이 있는 이유는 발견 안되는 유전자 변이를 가졌거나 암이 잘 생기도록 하는 어떤
것에 대한 유전자를 가졌거나, 같은 가족이 비슷한 외부 환경적 위험에 노출되었기 때문일
것이다.

1) 유전적(genetic)과 유전(inherited)의 차이는 무엇인가

유전적- 모든세포의 유전자 또는 DNA를 의미한다.

유전- 어떤 인자가 한 사람에서 다음 세대로 전달되는 것이다. 유방암의 5-10%에서 변이유전자가 부모에서 자식으로 유전된다.

2) 유방암은 유전되는가

유전된 유방암은 환자의 10%정도이다. 유전상 모가 유방암이면 딸은 반은 결손유전자를 가질 수 있고, 유전암의 반은 부계에서 올 수도 있다. 유전된 유방암 발병에 관여하는 주 인자는 BRCA1과 BRCA2이다.

3) 유방암의 유전위험군은 어떻게 결정하나

- 모나 자매가 조기연령에 유방암이 진단되었거나 양측성 유방암일 경우
- 암을 가진 친척이 2명 이상인 경우. 실제로 유방암 환자 9명 중 8명은 일차친척에 유방암 발병이 없다. 일차가족 중 1명이 유방암이면 5.5% 평생발병률, 2명이 유방암이면 13.5% 평생발병률을 가진다.
- BRCA 유전자 변이 검사에서 양성 가능성이 있거나 강한 유방암 가족력이 있는 경우

2. BRCA(BReast CAncer)유전자는 무엇인가

BRCA1과 BRCA2는 각각 염색체 17과 염색체 13에 위치하며 비정상세포의 성장정지 역할을 하는 종양억제유전자이다. 이 유전자 변이로 세포 DNA손상의 복구가 안되면서 비정상세포의 성장과 분열을 방지 못하여 암이 발병한다. 이 유전자 변이에 의한 유방암은 정상보다 10년 이상 일찍 발병하며 가족력이 있다. 난소암이 동반된 경우도 많다(유방암-난소암 증후군). 이

유전자 변이에 의한 유방암은 유전성 유방암의 45%(BRCA1-30%, BRCA2-15%), 전체유방암의 1.5-3%를 차지한다.

□ 유방암과 난소암의 발병 가능성 (70세)

	유방암 위험도		난소암 위험도
BRCA1 양성	구미 50-80%	한국 77%	구미 54%
BRCA2 양성	구미 37-60%	한국 66.3%	구미 23%

*일반 유방암 12%보다 3-7배, 일반 난소암 2%보다 10배 발병률이 높다.

□ 반대측 유방의 암발생 위험도(수술 5년 후)

	구미	한국
BRCA1 양성	19.5-25%	16.2%
BRCA2 양성	12%	17.3%

*조기발병암이나 발병 후 10년 이상이 되면 반대측 유방암의 발병률이 더 증가한다.

3. BRCA 유전자 검사의 의미는 무엇인가

유전자검사는 유방암의 발병위험을 증가시킬 가능성이 있는 돌연변이유전자를 유전 받았는지의 여부에 대한 검사이다. 보통 18세 이후부터 검사를 시작한다. 유방암에 대한 개인적 위험도를 결정하고 조기발견과 방어를 위한 좋은 결정을 위해 단순한 혈액검사로써 유전을 사정하는 것이다. 비정상 또는 양성만 의미가 있다.

23

1) BRCA 유전자 변이를 가진 사람들은 항상 유방암이 발병하는가

그렇지는 않다. BRCA 변이 유전자를 가진 사람들이 왜 모두 유방암이 발병하지 않는가는 이 유전자변이의 위치에 따른 종류나 침투의 효과에 따라 위험도의 차이를 보일 수 있고 그 외 임신경력, 생활양식, 주위환경 등도 관여하는 듯 하다. 암 발생은 보통 몇 가지 연속적 변이가 있어야 한다. 예로는 먼저 호르몬에 의해 생긴 변이가 있고 다음은 음식에 의해 생긴 변이가 있어야 한다. 만약 부모로부터 일차변이를 유전받았다면 2차변이를 일으킬 요소만이 필요하다.

2) 누가 BRCA 유전자 검사를 받아야 하는가

10% 이상 유전성이 의심되는 경우에 변이 유전자 보유를 알고자 한다.
① 현재 유방암이 없더라도 유전자변이 보유를 암시하는 가족력이 있는 사람
② 1, 2차 친척 2명 이상에서
    – 50세 이전 유방암 진단
    – 50세 이전 유방암 진단 1명 이상. 난소암 진단 1명 이상
    – 1명 이상 유방암과 난소암 진단
    – 남성 유방암과 50세 이전 여성 유방암이나 난소암 진단
③ 40세 이전 유방암 또는 난소암 진단
④ 양측 유방암
⑤ 젊은 유방암 환자의 가족력을 확인할 수 없을 경우
⑥ 젊은 층 삼중음성 유방암

만약 유방암의 '모'가 이 검사가 음성이면 '딸'은 검사를 받을 필요가 없고 만약 '모'가 양성이고 '딸'은 음성이면 이 유전자를 유전 받지 않았다는 것이다. 그러나 음성이라도 유방암이 발병 안된다는 보장은 없고 단지 발병이 일반 여자와 비슷한 정도일 것이다. 검사가 음성이라도 유방암 가족력이 있으면서 유방암이 발병되었다면 발견 되지 않은 유전성 유방암의 또 다른 인자가 있을 수 있다.

24

3) 유방암 환자의 BRCA 유전자 검사의 결과는 어떤가

▢ 유방암 환자는 BRCA검사 시행으로
　　−가족 내 다른 사람이 이 유전자를 가질 가능성
　　−자식들에게 이 유전자가 전달될 가능성
　　−다른 유방에 암이 생길 가능성
　　−난소암이나 대장암 발병 가능성 등을 예측할 수 있다.
▢ BRCA 유전자의 검사시행은 개인적 결정이고, 결과는 4−7주 걸리고 비용이 고가이다.

일반 유방암 환자의 변이 양성률은 3% 이하로 극히 낮다. 35세 이하 젊은 유방암 환자의 양성율은 6.2%이고, 45세 이전 유방암 환자 가족력이 있으면 양성율은 7.2%이다. 젊은층의 유방암 발병 가족을 가진 유방암 환자의 양성율은 20%정도로서 가장 검사대상이 될 수 있다. 다른 모르는 중요한 인자가 유전성 유방암 발병에 관여하는 수도 있는 것 같으므로 BRCA 유전자 검사가 항상 양성은 아니고, 일반 유방암 환자의 양성율은 극히 적으므로 모든 유방암 환자에게 유전자 검사를 시행 할 필요는 없다.

4) BRCA 유전자 검사의 양성결과에 대한 위험도와 반응의 정도는 무엇인가

▢ 위험도
　　− 조기연령에 유방암 진단을 받는다.
　　− 폐경전 유방암과 난소암의 가족력을 가진다.
　　− 양측유방암이나 이차유방암 발병위험이 많다.
　　− 유방암발병 위험률이 보통인의 12% 보다 3−7배 더 높다.
▢ 반응
　　− 유방암 고위험상태에 대해 의미를 이해하고 차후 대책을 결정한다.
　　− 유방암 발병에 대한 고민과 긴장을 한다.
　　− 유방암 발병 후의 미관 변형, 상해, 통증 및 죽음에 대한 두려움을 느낀다.

　　－ 가족 내 BRCA 유전자 검사의 양성결과를 알기를 원하지 않는 긴장감이 있다.

　　－ BRCA유전자의 양성을 자식들에게 전달하는데 대한 죄책감이 있다.

　　－ 유방암 발병에 대한 예방과 치료를 결정한다.

□ 한국의 BRCA 유전자 검사 결과(2011년 한국 유전성 유방암 연구)

　　－ 일반적인 유방암 BRCA변이-3%　　　－ 가족력이 있는 유방암 BRCA변이-24.8%

　　－ 젊은 여성의 유방암 BRCA변이-11.3%　－ 유방암과 난소암 동시 발병 BRCA변이- 33.4%

　　－ 양측성 유방암 BRCA변이- 22.3%　　－ 남성유방암 BRCA변이- 8.3%

4. 유전성 유방암은 무엇인가

1) 유전성 유방암의 정의

－ 모계유전은 2대에 걸쳐 3명 이상이 유방암 발병이 되고 이중 1명의 환자가 적어도 1명의 다른 환자에 대해 형제, 부모, 자매간이다. 부계유전은 3대에 3명 이내이다.

－ 서양은 유전성 유방암이 전체 유방암의 5-10% 차지한다.

－ 한국은 유전성 유방암이 전체 유방암의 9.2% 차지한다(2010년 한국유방암학회).

2) 유전성 의심의 하나 이상의 개인 또는 가족력의 증명

－ 40세 이전의 폐경 전 유방암, 50세 이후는 유전성이 적다.

－ 유방암 이외의 난소암 발병

－ 다발성, 폐경 전 가족성 유방암이나 난소암

－ 남성 유방암

－ 각 세대에 걸쳐 다른 친척에서 알려진 유방의 유전자 변이 양성

－ 양측성 유방암

－ 가족 중 2명 이상 난소암

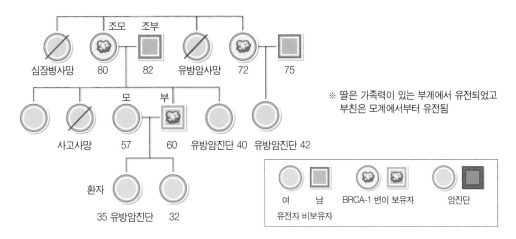

그림 5-1의 우측 상단 내용:
※ 딸은 가족력이 있는 부계에서 유전되었고
부친은 모계에서부터 유전됨

그림 5-1 유전성 유방암 가계도의 예. (숫자는 암진단 년령)

3) 유전성 유방암 보유자의 선별검사는 어떻게 하나

□ 유방암

  – 유방사진과 자기공명사진: 매년 시행한다. 초음파: 매 6개월마다 시행한다.

  – 25세부터 조기검사를 시행한다.

  – 가장 빠른 암 발생 가족보다 5–10년 일찍 시행한다.

□ 난소암

  – 경질초음파나 CA125 혈중종양표식자 검사를 한다.

  – 35세부터 매년 시행한다.

4) 유방암 방어를 위해 할 수 있는 상담은 무엇인가

□ 고 위험군에 속하는 경우

  – 선별검사 간격을 의사와 의논한다.

  – 타목시펜 사용후보가 되는지 묻는다.

- 어머니, 딸, 자매에 유방암 유전자 검사에 대해 상담한다.
- BRCA 유전자 양성 경우에 유방암 발생 위험과 치료에 대해 상담한다.

○ **유방암의 유전에 관한 기타질문사항들**
- 내가 유방암이면 딸도 유방암이 발병할 수 있나
- 유방암이 발병하면 BRCA 유전자 검사를 받아야 하나
- 가족 중에 BRCA 유전자 검사가 양성이면 다른 가족도 검사 받아야 하나
- 난소암 환자에 유방암 발병이 잘 되는가
- 유전성 유방암이 산발성 유방암보다 예후가 나쁜가

유방암 발병 고위험에 대한 유방암 방어 또는 예방

암의 예방은 방어할 수 있는 위험요소를 제거하고 방어할 수 없는 위험요소를 암으로 전환되기 전에 차단하는 것이다.

1. 유방암 발생을 줄이기 위한 시행 사항들은 무엇인가

□ 일차방어
- 위험도를 줄인다–암을 일으키는 요소를 회피한다.
- 방어요소를 늘린다–운동과 건강한 음식 등 생활습관이나 식이습관을 변화시킨다.

□ 이차방어
- 조기암을 발견한다 – 선별검사 등을 시행한다. 조기발견이 가장 좋은 예방법이고 가장 좋은 방법은 선별검사이다.
- 고위험군에는 사전에 방어적 치료를 시행한다.
  - 약물투여: 전암상태 치료하기 위해서나 암이 시작하지 못하도록 한다.
  - 수술: 유방이나 난소 등 표적장기에 대해 처치한다.

1) 위험도를 줄이기 위한 방법은 무엇인가

위험요소란 암을 일으킬 수 있는 기회를 증가시키는 어떤 요인을 뜻한다. 위험요소를 줄이면 암발병이 30% 감소시킬 수 있는 것으로 알려져 있다.

– 규칙적 신체운동: 암 위험 10-25% 감소
– 하루 30분 이상 주 5일, 땀 날 정도의 중증도 운동–달리기, 사이클링, 수영, 계단오르기
– 건강체중 유지와 비만방지– 음식과 칼로리 제한(폐경 후)에 의한 체중 감소, 체질량지수
　18.5-23kg/m2 유지, 허리둘레 80cm이하 유지
– 음식물: 높은 지방질과 붉은고기의 제한, 야채와 과일과 콩류, 전곡류 등으로 섬유소 섭취증가
– 35세이전에 분만　　　　　　　　　– 수유 시행
– 불필요한 방사선검사 지양　　　　　– 필요 없는 호르몬 대처요법 회피
– 금연, 음주제한
– 유방검진 : 유방자가검사 매달, 임상유방검사 매 6개월
– 정기적 유방사진(매년)
– 폐경 후 골소실 방지를 위한 라록시펜 사용
– 고위험군(가족력, BRCA 유전자 양성)–유전적 검사의 상담과 시행

2. 약물예방(화학방어)는 무엇인가

1) 약으로 유방암 발병 위험을 방어하는 것이다.

□ 선택적 항에스트로겐 조정약
① 타목시펜(Tamoxifen)
　– 약물이 에스트로겐을 대신하여 에스트로겐 수용체에 결합하여 에스트로겐 효과를 차단한다.
　– 에스트로겐 수용체 양성에는 유방암 위험이 43% 감소하고 유관상피내암 위험이 34% 감
　　소한다. 에스트로겐 수용체 음성에는 효과가 없다.

- 5년간 사용한다. 약물중단 후 효과는 5년 지속한다.
- 적용대상: 유관상피내암 가진 젊은 여자, 모친이 BRCA 유전자 양성
- 부작용으로 홍조, 질건조증, 불규칙한 월경, 혈전 1% 증가, 50세 이후 자궁암 위험 증가 등 이 있다.

② 라록시펜(Raloxifen)
- 타목시펜과 유사하다. 에스트로겐 수용체를 손상 또는 파괴한다. 폐경에 사용한다.
- 부작용은 타목시펜과 유사하나 자궁암 발생 위험과 골소실이 감소한다.

□ 아로마타제 억제제(Aromatase inhibitor)
- 다른 호르몬을 에스트로겐으로 전환시키는 효소인 아로마타제를 차단한다. 에스트로겐치 를 하강시킨다.
- 주로 폐경 후 사용한다
- 에스트로겐 수용체(+)는 65% 위험도 감소하고 에스트로겐 수용체(−)는 효과가 없다.
- 부작용으로 관절염, 폐경 증상 등이 있다.

3. 수술예방은 무엇인가

유전되는 BRCA 유전자 변이는 50-80%에서 유방암 발생 위험도를 가지므로, 근접감시하 면서 약물투여를 시행하거나 예방적 양측 유방절제술을 시행한다.

1) 예방적 유방전절제술은 왜 시행하는가

□ 여성은 예방적 유방전절제술 받기를 주저한다.
- 유방은 여성의 체험과 성적 매력에 중요한 역할을 담당하고 임신과 수유에 필수적이다.
- 일부에서는 유방암을 90% 감소시키는 수술방법보다 50% 감소시키는 약물요법을 사용하 기도 한다. 방어적 또는 예방적 유방전절제술은 80%의 위험도를 8%로 감소시키므로 결 국 90% 위험도를 감소시키는 것이다.

□ 예방적 유방전절제술의 후보
　– BRCA 변이를 가진다.
　– 유전자 변이를 가지는 강한 가족력이 있다.
　– 한쪽 유방은 이미 절제되었고 유방암가족력이 있다면 다른 유방은 1–6년 후 35%발병 가
　　능성이 있다.
　– 소엽상피암–양측성 유방암 발병 가능성이 있다–평생 30%
□ 술식: 유방절제술(±)유방재건술을 시행한다. 피부보존절제술이 가장 좋다.
□ 부작용: 보형물 주입에 따른 문제, 정신적 감정적 영향
□ 술 후 평가
　–만족한다(70%).
　– 암 발생에 대한 감정이 크게 줄어들었다(75%).
　– 다시 수술받았을 것이다(2/3).
　– 일부는 신체 미관, 성적 흥미와 기능, 자존심, 수유 불가 등에 어려움을 느꼈다고 한다.

2) 예방적 난소절제술은 왜 시행는가

　폐경기 전 양측난소절제술을 시행하여 에스트로겐 수치를 감소시켜 유방암은 50%, 난소암
은 90% 발병을 감소시킨다.
□ 후보군–BRCA 유전자의 유전성 변이에 의한 유방암 또는 난소암 위험이 있거나 유방암과
　　　　난소암의 강한 가족력이 있는 여자에 시행한다.
□ BRCA1: 35–40세에 시행 시작한다
□ 유방전절제술 대신에 사용한다. 신체 미관이 유지된다.
□ 위험부작용
　– 조기 폐경 증상이 있다.
　– 5년간 호르몬대체요법이 필요하다.
□ 장단점
　– 난소 제거로 유방암과 난소암의 발병이 감소된다.

    – 유방암의 방어나 위험감소에 더 쉽다.

    – 유방제거가 외관상 안좋다.

2) 유방암 발생 고위험 환자 유방암의 치료 선택

	장점	단점
감시	유방을 보존한다 다른 선택도 할 수 있다 암 증상 없이 치료가 필요없다 자기공명사진 선별검사한다	유방암 발생 방지 못한다 유방사진–젊은 여자에 음성비율이 높다 자기공명사진–음성 가능성이 있다
방어적 약물	항에스트로겐 암 위험 50% 감소한다 유방을 보존한다 다른 선택도 할 수 있다	에스트로겐수용체 양성에만 효과적이다 BRCA 변이 보인자–효과가 확실치 않다 심한 복통이 있을 수 있다 타목시펜–폐경 전, 폐경 라록시펜–폐경 후
예방적 유방수술	암 위험 90% 감소된다 장기간 효과가 있다	유방이 소실된다 불가역적 결정이다 정신적, 신체적 영향이 많다 유방재건술에 대한 재수술률이 있다
예방적 난소절제술	암 위험 50%감소된다 폐경전 난소암 위험 90% 감소된다 유방을 보존한다	에스트로겐수용체 음성–효과 불확실하다 조기폐경과 부작용이 있다 불가역적 결정이다

유방암의 진단

유방암의 증상과 소견

□ 유방 내에 종괴가 발견되거나 유방 사진상 비정상 소견이 있다면 어떻게 되나?

암종괴나 비정상 소견이 무엇인지 더 진단적 검사가 필요하다. 새로운 종괴의 평가는 환자의 증상이나 소견을 묻거나, 유방을 신체검사하거나 영상 검사 결과를 재조사하고, 비정상부위에서 조직제거하여 세포 표본을 검사하는 몇 가지 단계를 거친다. 만약 암이 있으면 암이 몸의 다른 부위로 퍼졌는가를 알기 위해 특수방사선검사 등 추가검사를 시행하고 암세포의 특징을 증명하여 환자와 의사가 의논하여 환자가 받아야 할 치료 종류를 결정한다. 정확한 진단이 취해야 할 행동의 열쇠이다.

1. 증상은 무엇인가

유방 내 또는 유방 주위에 통증 없이 단단하고 불규칙한 변두리를 가진 종괴 또는 피부 두꺼움이 가장 흔하다. 그 외
– 유방의 크기나 형태의 변화
– 유방 피부의 함몰 또는 오그라듦
– 유두의 적색 분비물
– 유방, 유두, 유두연에 발적 또는 피부 궤양

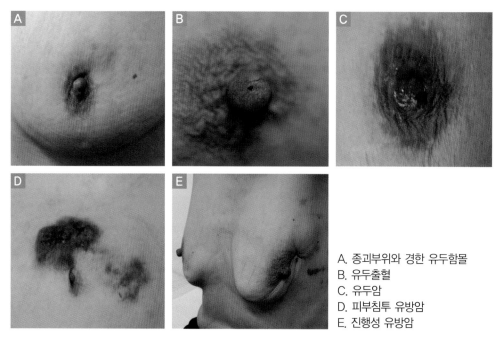

A. 종괴부위와 경한 유두함몰
B. 유두출혈
C. 유두암
D. 피부침투 유방암
E. 진행성 유방암

그림 7-1 유방암의 증상

– 유방피부가 오렌지 껍질같이 두꺼움

– 겨드랑이림프절 비대 또는 쇄골상림프절 비대

– 유방동통

– 유두의 함몰과 모양변화

○ 발생부위

　유방암 발생 부위 위치를 4구역으로 등분
하면 우상부가 거의 반 정도로 가장 많고 그
다음은 유두 주위 부위이다. 그 외 부분은
비슷한 발생 빈도로서 구역별 유방조직 양

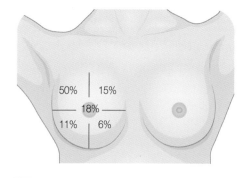

그림 7-2 유방 내 유방암 분포도(%)

의 차이가 관계된다.(그림 7-2).

2. 유방암의 3가지 주 증상들은 어떤 것인가

1) 혹 또는 종괴

발견시기, 크기변화, 통증유무, 월경과 상관관계, 유두변화에 대해 알아야 한다. 유방암의 종괴는 단단하고, 불규칙한 가장자리를 가지고 주위 조직과 고정되어 있으며 액와림프절이 만져지거나 유두함몰이 보인다. 발견은 유방진찰, 유방사진, 침생검 또는 절제생검으로 확인한다. 젊은 층은 섬유선종, 섬유성낭종 이외에 유방암도 15% 정도 발생한다. 40세 이상은 일단 악성 가능성을 고려해야 한다. 고형종괴에 대해서는 환자의 병력, 유방진찰소견, 영상소견, 병리소견이 일치하는 결과를 얻어야 한다. 비 암성의 큰 종괴나, 임신 예정이거나 임신 중인 젊은 여자의 종괴는 향후 감별을 위해 미리 절제하거나 2-3달 간격으로 관찰을 해야 한다.

2) 유두분비물

유방암 환자의 10%에서 유두분비물을 호소한다. 유두분비의 특징은 저절로 분비되고, 유관에서 혈성 또는 장액성 분비물을 보인다. 동반 종괴질환으로 유두종, 유관확장증, 섬유성낭종 등이 있으나 고령, 남성에서는 대부분 유방암이 원인이다. 진단은 유관내시경, 유관세척세포검사 또는 유관촬영술 등을 시행하며 암 발견율은 20% 정도이다. 선택적 유관절제술로 원인제거를 할 수 있다.

3) 유방통증

비교적 적게 5% 이하에서 증상을 호소한다. 통증이 국한적, 지속적이고 종괴가 동반된다. 35세 이상 여성의 유방통증에는 유방암 가능성을 고려하여 1-2개월 추적관찰을 해야하고, 폐경 후의 유방통은 악성 가능성이 매우 높다. 추적관찰은 신체검사, 유방사진, 초음파검사, 세침 흡인 세포검사 등으로 한다.

○ **유방암의 5대 주 증상(2010, 유방암등록사업)**

- 만져지는 유방종괴 56.0%
- 무증상의 검진상 발견 31.0%
- 유방통증 4.4%
- 겨드랑이종괴 2.5%
- 유두분비물 2.3%

○ **증상에 관한 기타질문들**

- 유방암은 통증이 없는가
- 유두에 피가 나오면 암인가
- 겨드랑이에 종괴가 만져지면 유방암이 퍼진 것인가
- 유방이 크면 유방암이 잘 생기나
- 20대 여성에 유방종괴가 발견된다면 유방암인가
- 유방섬유성낭종이 후에 유방암으로 변하는가
- 유방암은 항상 종괴가 만져지는가
- 폐경후 새로 생긴 종괴는 암인가
- 월경후 계속 남아있는 종괴는 암인가

Chapter

유방의 다른 질환

1. 섬유낭종질환(fibrocystic disease)은 어떤 병인가

유방이 팽창되거나 덩어리같이 만져지고 동통과 압통이 있으며 유두분비물이 있다. 이 질환은 흔히 월경주기 동안 호르몬의 변화와 관계가 있고 월경 직전에 증상이 심하다. 진단은 조직검사로 확인되고 암과는 상관없는 유방의 자연적 나이과정이다. 20-30대에 흔히 보이나 여성의 반 이상이 어느 시기에 이 유방 변화를 경험하게 된다. 이러한 병변이 보이면 유방자가검사를 자주해보는 것이 좋다. 치료는 증상완화를 위한 약물복용이 주로 시행되나, 경과는 양성적이고 한정적으로서 어느 시기에 없어지는 병이다.

2. 유방통(breast pain)이란 무엇인가

○ 유방통에는 3가지 분류가 있다.

① 주기적: 월경주기와 관련되는 주기적 동통-가장 흔하다.
② 비 주기적: 월경주기와 상관없이 해부학적으로 한 부위에 동통: 외상 등

③ 유방에서 유래되지 않는 동통-협심증, 늑골신경통

□ 주기적 동통
  - 호르몬 변동과 관계가 있다. 압통이 배란시기에 시작하여 주기가 끝날 때까지 지속된다.
  - 동통은 다양하고 보통은 양측 유방에 다 있으나 때로는 한쪽 유방에만 있기도 한다.
  - 동통은 30대에 가장 심하고 40대에도 심하다. 대체로 폐경 후에는 없어진다.
  - 임신의 첫 증후가 유방통 일 수 있다.
□ 유방통의 관리
  - 가장 견디기 힘든 것은 암일까 두려운 것이다. 가장 좋은 치료는 암이 아니라는 것을 재확인 하는 것이다.
  - 먼저 진찰을 받는다.
  - 35세 이상이면 유방사진검사를 받는다.
  - 치료는 20대 경우에는 진통제를 투여하고 단단한 브라를 착용한다.
□ 치료약제
  - 프림로스 유 : 중간 정도의 유방통에 44-58%에서 효과있다.
  - 호르몬 치료 : 다노크라인(다나졸)이나 브로모크립틴이 효과적이고 타목시펜 3개월 사용으로 80-90% 효과를 볼 수 있다.
  - 프로스타글란딘 억제제인 이부프로판도 효과가 좋다.

3. 섬유선종(fibroadenoma)은 어떤 병인가

대부분 30세 이전의 생산시기에 발생하는 가장 흔한 유방종괴이다. 종양표면은 미끄럽고, 만지면 피부 밑에서 잘 움직인다. 대부분 크기가 2-3cm정도로서 단독으로 생긴다. 유선조직에서 발생하고 암과는 무관하나 너무 커지면 후에 아주 드물게 암이 발생할 수도 있다. 원인은 확실히 모르나 에스트로겐이 부분적으로 관여하고 임신 중에는 더 성장할 수도 있다. 자가유방검사, 임상검사, 초음파사진 또는 유방사진으로 진단하고 생침 또는 절제의 조직검사로 확진한

다. 종양이 적으면 그대로 관찰할 수 있고, 종양이 커진다든지 통증이 있다든지, 조직검사가 비
전형적일 때 암 가능성이 있다. 수술제거 후 재발은 없다.

4. 엽성 종양(phylloides tumor)는 어떤 병인가

– 유관이나 유소엽이 아니고 유방연체조직에 생기는 육종의 일종으로 유방질환 중 1% 이하로
  극히 드물다.
– 대부분 양성이나 드물게 악성일 수 있고 섬유성낭종과 비슷한 모양이다.
– 발병 연령은 암보다 빠르다.
– 진단은 생검으로 하여 암세포 성장 정도에 따라 양성과 악성을 구분한다.
– 치료는 양성은 단순종괴절제술이고 악성은 광범위종괴절제술을 시행한다. 방사선치료나 항
  암제치료는 효과가 없다.
– 림프절 전이는 없으나 폐로 혈류전이가 있을 수 있고 재발율은 10%이내이다.

유방암의 선별검사

screening

선별검사는 증상 발생 전 조기암을 발견하는 것을 돕는 가장 좋은 검사로써, 선별검사상 유방암은 증상이 나타난 진단검사상 유방암과 비교하면 발견율은 훨씬 적지만 조기에 발견되어 치료상의 이점과 생존율은 더 양호하다. 촉지되는 유방암은 늦은 암일 수 있고 암이 이미 퍼졌을 가능성이 있으므로 미리 선별검사를 받도록 해야한다. 선별검사로 암의 종류를 선별하면서 부작용이 적고 가장 이익이 되는 것이어야 한다.

– 선별검사로 암 진단을 받는 비율은 미국 40-50%, 한국 32.5%로 높은 편이다.
– 국가암 검진 통계 : 2012년 수검율은 58%, 40세 이상 여성의 검진 경험율은 82.9%로서 매년 약간씩 증가하였고 국가암권고안에 따른 검진율은 2012년 70.9%로서 매년 약간씩 증가하였다. 2012년 선별검사상의 암 검진율은 0.16%, 양성질환검진율은 12.57%이었다.

○ 선별검사의 종류에는 어떤 것이 있나

– 유방자가검사: 본인이 자신의 유방을 직접 보고 만져 느끼는 검사이다.
– 임상유방검사: 의사가 환자에게 시행하는 검사이다.
– 유방사진: 특수 유방촬영기에 의한 유방의 X-선 사진으로 가장 많이 사용되고 있다. 유방조직의 미세석회화나 치밀도를 확인하고 필요시 조직생검을 유도할 수 있다.

– 초음파사진: 의사가 직접 유방에 초음파기구를 작동하여 나타난 유방조직영상을 모니터에 확인한다. 보통 유방사진 후 시행하나 유방종괴가 있는 젊은 여자에게는 먼저 시행할 수 있다. 낭종과 고형종 구별에 유용하고 조직생검 침을 유도할 수 있다.

– 자기공명사진: 자기공명촬영기 내에서 만들어진 음파와 자장을 이용한 비X–선의 영상사진이다. 유방사진보다 더 정확하나 선별검사로의 가치는 적고 고위험군의 선별과 추적조사에 유용하다.

○ 연령별 추천되는 선별검사는 어떤 것인가

– 젊은 30대 미만: 유방자가검사
– 40대 미만: 매년 유방검사
– 40대: 매년 유방사진
– 50대 이상: 유방사진 매 1–2년
– 유방종괴: 나이에 상관없이 유방사진

1. 유방자가검사(Breast self examination)는 어떻게 시행하나

암과 관련이 있는 어떤 종괴나 불규칙한 것을 찾아내기 위하여 혼자 평소 습관적으로 시행한다. 자기의 유방과 친숙하여 보고 만져서 느끼고 하여 어떤 형상이 생기더라도 잘 알 수 있도록 한다. 만약 어떤 변화가 있으면 즉시 의사에게 유방 검사를 받는다. 보통 70% 정도 종괴를 찾는다.

□ 언제 시행하는가
  – 월경이 끝난 1주 후: 유방호르몬치가 하강하므로 압박이나 팽창이 줄어든다.
  – 매달 시행한다
  – 18세 이후 유방이 완전히 발육되었을 때 시작한다.

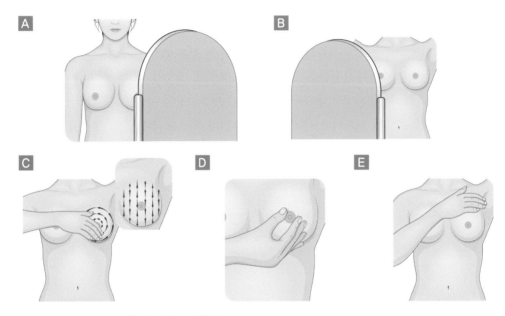

A. 거울 앞에 서서 양 팔을 내린 후 조사한다.
B. 거울 앞에 서서 양 팔을 올린 후 유방과 유두의 모양이상, 윤곽, 색깔을 조사한다.
C. 오른쪽 어깨 밑에 베개를 밀어 넣고 오른팔을 머리 뒤에 넣고 눕는다. 왼손의 손가락으로 오른쪽 유방을 압박하면서 촉진한다.
D. 각 유두를 짜보는 검사를 하여 어떤 분미물이 있는지 확인한다.
E. 누운 채 겨드랑이에서 유방 밑 부분까지 흉골에서 쇄골까지 흉부부위를 검사한다.

그림 9-2 유방자가검진 방법

▫ 검사방법은 어떤 것이 있나
① 누워서
 – 유두부터 돌면서 바깥쪽으로 소용돌이 나선형으로 검사한다.
 – 손가락을 겨드랑이에서 흉골까지 옆으로 평행하게, 또는 쇄골부터 유방 하부 5cm까지 상하수직으로 검사한다.–가장 효과적이다.
② 서서
 – 거울앞에 한 손을 머리 위, 목 뒤 또는 둔부 위에 놓고 다른 손의 손바닥으로 유방을 압박한다.
 –경한 압박: 피부

-중간 정도 압박: 조금 더 깊은 조직

-강한 압박: 흉부늑골 가까운 조직

□ 시행목적-무엇을 찾고 무엇을 느끼는가

첫 부분-거울앞에 서서 쳐다본다.

둘째 부분-유방의 앞부분에서 뒷부분으로 선따라 느낀다.

겨드랑이 부분-겨드랑이내를 상하로 더 돌리면서 만진다.

2. 임상유방검사(Clinical breast examination)는 어떻게 하나

– 의사에 의해 시행하는 유방검사로서 방법은 유방자가검사와 유사하다.

– 의사가 이상의심 부위를 발견하면 환자에게 지정해 주어 추적검사하도록 한다.

– 40대에는 매년, 20-30대는 매 3년 검사한다.

– 월경이 끝난 후 시행한다.

– 유방사진 시행전에 검사 또는 교대로(6개월 간격) 시행한다.

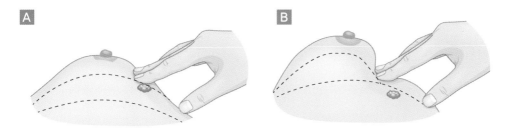

그림 9-2 작은 유방종괴의 임상진찰 : 모든 종괴가 다 면져질 수는 없다. 0.5cm 이하 크기이면 50% 정도 찾는다.
A. 표재부 종괴, B. 심부 종괴, 촉지 어려움

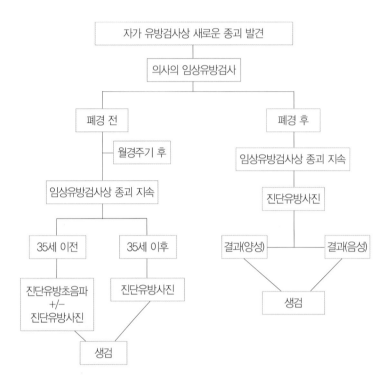

그림 9-3 자가 유방검사상 새로운 종괴 발견

- 월간 유방자가검사, 연간 임상유방검사는 연간 유방사진 만큼 가치가 있으나 3가지 다 시행하는 것이 가장 효과적이다(그림 9-3).

3. 유방사진(Mammogram)은 어떻게 시행하나

□ 유방의 X선 사진으로 가장 흔히 시행되는 중요하고 증명된 선별검사이다.
□ 만지기 힘들고 증상이 없는 작은 조기암을 발견한다.
　-유관상피내암 -신체검사보다 2년 일찍 암을 발견할 수도 있다.

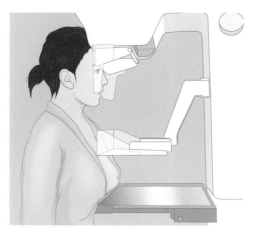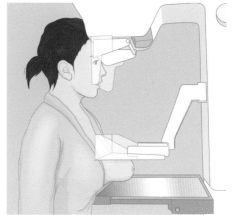

그림 9-4 유방사진 촬영방법 : X-선 판위에 유방을 얹고 상부의 프라스틱판을 하방으로 이동시켜 유방이 균등하게 퍼지도록 압박하여 X-선이 고르게 침투되도록 한다.

□ 유방사진의 관여인자는 크기, 유방치밀도, 판독자 기술 등이 관련된다.

□ 40세 이후 선별검사로 매년 시행한다. 고위험 가족력이 있으면 40세 이전에도 시행한다.
60세 이후는 2-3년마다 시행할 수 있다. 남은 생존기간이 5년 미만이면 중단한다.

□ 50-69세에 가장 효과적 검사이다-치밀조직이 적다.

□ 치밀유방조직이 많은 젊은 여자에게는 진단이 어렵다.
15-20%가 음성으로 판독된다. 유방치밀조직이 풍부해 하얗게 보인다.

□ 시행된 유방사진의 의심부분은 대체로 암이 20%, 양성질병이 80%이다.

□ 유방사진검사로 40대 유방암 사망률을 15-30% 감소시켰다는 보고가 있다.

○ 유방사진

□ 선별검사 : 양측 유방을 두 방향으로 각각 2장씩 총 4장을 촬영한다.
－상하위 영상(craniocaudal view)
－측면 내외사위 영상(mediolateral oblique view)

□ 진단검사

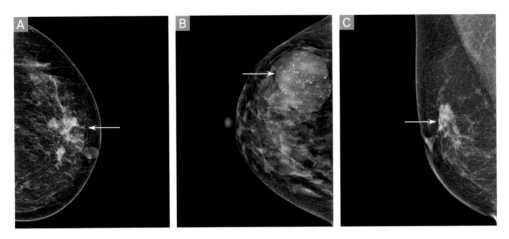

그림 9-5 유방사진상 암진단. A. 암종괴, B. 암종괴와 미세석회화, C. 암종괴

　–선별검사영상에 비정상 부위 압박 촬영과 필요시 추가검사를 시행한다.

　–암 의심부위 소견:　·희고 불규칙적인 경계를 가진 치밀종괴

　　　　　　　　　　　·새로운 미세 석회침전물: 10-20%가 암

　　　　　　　　　　　·반흔 같은 조직형 왜곡

　　　　　　　　　　　·비대칭성 양측유방

　– 증상발견 후 2주 이내 시행한다.

□ 음성이면 3-6개월 후 재검사하고 또 음성이면 매년 시행한다. 10-20% 정도는 위음성 일 수 있다.

□ 방법: X선판 위에 유방을 위치시키고 촬영시 유방이 잘 보이게 유방을 편평하게 한다.

□ 사진 촬영은 수 초 걸린다. 준비와 완료에 전체 20분 소요된다.

□ 선별검사 유방사진 1,000명 당 2명이 진단된다.

□ 빈번한 유방사진촬영 중 체내 흡수되는 방사선 조사량은 매우 미미하므로 사진촬영에 의한 유방암 발병은 걱정할 필요 없다.

4. 초음파검사(ultrasonogram, US)는 어떻게 시행하나

초음파검사는 유방피부에 초음파 겔을 바른 후 초음파 소식자를 유방 부위에 접촉시켜 대단히 높은 고주파음파를 유방조직내로 내보면서 생기는 조직반향을 잡아서 컴퓨터 스크린에 검고 흰 영상으로 나타나게 하는 검사이다. 초음파검사는 국소부위 검사 방법으로 비교적 간단한 검사로서 통증이 없고 방사선 노출이 없다는 이점이 있다. 보통 단독시행보다 유방사진 후에 시행한다.

▫ 유용도
  − 유방사진상 의심 부위를 정밀 확인한다.
  − 젊은 여성의 유방 치밀조직 평가에 유방사진보다 효과적이다.
  − 고형종과 낭종의 구별이 쉽다.
  − 보통 만져지는 종괴에 대한 침생검을 유도할 수 있다.
▫ 선별검사로는 유용도가 제한적이다.
  − 40대 미만 여성에 시행할 수 있다.
  − 임신 중, 수유 중에 시행할 수 있다.

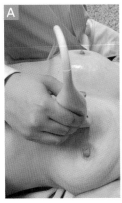 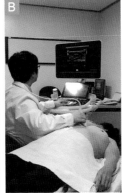 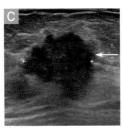 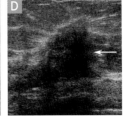

A. 유방피부에 초음파변환기 접촉
B. 화면상 병변 찾기
C. 불규칙하고 뾰족뾰족한 모양의 전반사 종괴
D. 다발성 종괴와 미세석회화

그림 9-6 초음파검사

유방암의 진단검사

1. 유방암의 진단검사는 어떤 것이 있나

선별검사에서 비정상 소견이 보이거나 유방내 이상 증상이 있으면 암을 찾아 확인하기 위해
진단검사를 시행한다. 진단검사에는 진단유방사진 이외에 X선, 자기장, 음파, 동위원소를 이용
한 다른 영상검사와 확진을 위한 생검조직검사가 있다.

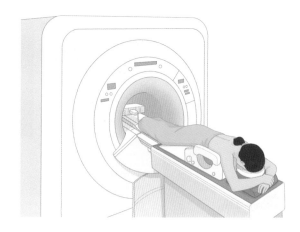

그림 10-1 유방자기공명사진 촬영. 검사상에 유방을 넣는 개구부로 유방을 넣은 후 촬영기 안으로 들어감

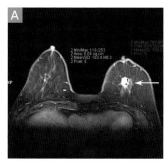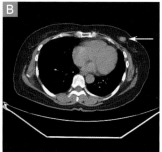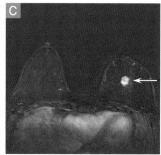

그림 10-2 유방암종괴 진단검사. A. 자기공명사진, B. 전산화단층사진, C. 양전자단층사진

□ 자기공명사진(MRI): 다른 조직 간의 차이에서 생기는 자기장을 이용하여 조직간 공명차이로 생기는 영상을 컴퓨터에 나타내는 비X-선 검사이다. 검사방법은 MRI 촬영기의 좁은 관 내의 검사대에 엎드린 후 검사대의 유방 개구부로 유방을 넣은 후 검사대의 감지장치(sensor)가 유방영상을 만든다. 30분~1시간 움직이지 않고 엎드려 있어야 하고 조영제 정맥 주입이 필요하며 검사비용이 고가이고 가양성 결과가 많다는 단점이 있다(그림 10-1)(그림 10-2A).

  − 진단검사: · 유방 내 암의 크기와 위치 확인
    · 다른 유방의 병변 확인
    · 항암치료 후 치료효과를 평가한다.
    · 다른 검사상의 불확실 소견을 재평가한다.
    · 원인 불명의 약와림프절 전이를 평가한다.
    · 고위험군의 선별검사에 사용할 수 있다.
    · 유방보형물 수술 후 이상 확인

□ 전산화단층사진(CT): X선을 이용하여 컴퓨터 영상을 만든다. 전신촬영이므로 원격 전이를 판독한다(그림 10-2B). 최근 PET/CT를 시행한다(그림 10-4).

□ 양전자단층사진(PET): 정상세포와 암세포의 포도당섭취의 차이를 이용하여 만들어지는 컴퓨터영상이다. 임파선 전이나 타 장기 전이 확인으로 병기결정에 사용된다(그림 10-2C).

□ 골스캔 사진(Bone scan): 골통증이나 전이성암에 골전이 여부를 확인하기 위해 시행한다.

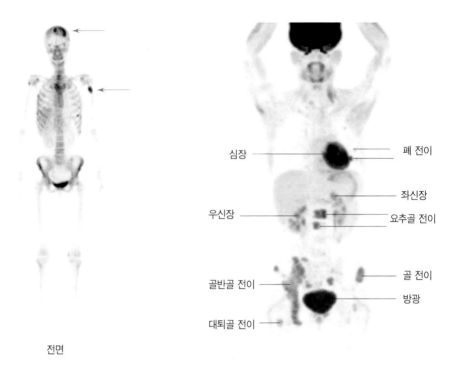

전면

그림 10-3 골스캔: 매우 적은 양의 방사능 물질을 정맥 내 주입하면 골의 암 부위에 이물질이 집중 축적되어 특수카메라에 검은 점(hot spots)을 보인다. 두개골과 상완골 전이

그림 10-4 양전자단층/전산화단층 사진(PET/CT). 유방절제술 후 폐전이와 골전이 소견

골스캔은 한 장의 사진에 신체골전체를 동시에 볼 수 있고 골단순사진에 안 보이는 작은 병변을 확인할 수도 있다(그림 10-3).

2. 유방암의 조기발견의 지침(미국암협회)

□ 보통 위험도 여자

- 40세에 유방사진검사를 한다.
- 20-30대에 임상유방검사는 적어도 매 3년 주기적으로 시행되는 건강검진의 한 부분이

다. 40세 이상 무증상 여자는 매 1년마다 임상유방검사를 받는다.

- 20대에 유방자기검사의 이익과 제한을 인지해야 한다. 어떤 새로운 증상이 있으면 즉시 의사에게 말한다.
- 유방자기검사를 택한 여자는 주기적 유방검사의 지도를 받고 실제 시행하는 기술을 보여 줄 수 있어야 한다.
- 규칙적 선별검사와 관련된 이익, 제한점, 가능한 손해에 대해 대상자에게 알려주어야 한다.

□ 노년층 여자

노년층의 선별검사는 최근의 건강상태와 평가되는 예측생명의 측면에서 유방사진의 이익과 위험에 따라 개별적 이어야 한다. 만약 여자가 건강하고 치료를 위한 후보가 된다면 앞으로 유방사진으로 선별검사를 받아야 한다.

□ 증가된 유방암 위험도 여자

증가된 위험도의 여자는 보통위험도의 여자에게 제공되는 선별검사 이외에 선별검사의 조기 시작, 짧은 간격의 시행, 유방검사와 신체검사 이외에 초음파검사나 자기공명사진검사 등과 같은 추가선별검사로 이득을 볼 수 있다. 그러나 현재의 증거로는 이런 여러 검사의 추천을 정당화하기에는 불충분하다.

○ 한국 유방암 조기발견(국가 암조기 검진프로그램)

- 30세 이상 : 매월 자가유방검사
- 35-40세 : 2년에 한 번 의사검진
- 40세 이상 : 2년에 한 번 의사검진과 유방사진

유방생검

Biopsy

유방생검은 유방세포와 조직의 표본을 채취하여 현미경으로 암세포가 있는지 확인하는 검
사이다. 이 검사에서 암세포의 존재가 확인되어야 치료를 시작한다.

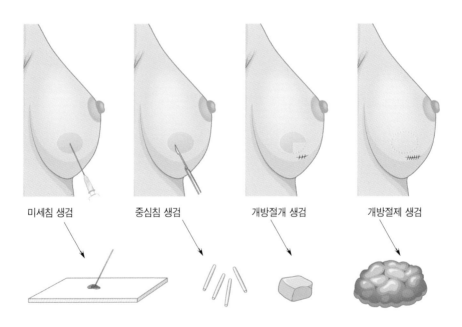

미세침 생검   중심침 생검   개방절개 생검   개방절제 생검

그림 11-1 각 생검방법과 각각 얻은 조직물양상

□ 유방암 진단이 늦어지는 이유는
 - 유방의 신체검사가 부정확했다.
 - 선별검사의 추적이 잘 안되었다.
 - 유방사진의 소견이 음성이었거나 판독 실수였다.
 - 최종적으로 생검시행을 안했다.
 등 이므로 조기진단과 조기치료를 위해서는 생검이 필수적이다.

1. 종괴의 생검에는 어떤 것이 있나

□ 생검은 침생검과 수술생검으로 구분한다. 침생검은 수술생검보다 침투가 적어 회복시간이 짧고 흉터가 극히 작다. 생검 결과는 1~2일내 확진되므로 대부분의 경우에 시행된다. 수술 생검은 침생검이 어려울 경우나 양성의심 종괴에 치료 겸용으로 시행한다.

□ 생검종류에는 미세침흡입생검, 중심부침생검, 진공보조침생검, 외과적생검이 있다.

1) 미세침흡입생검(fine needle aspiration biopsy, FNAB)는 무엇인가

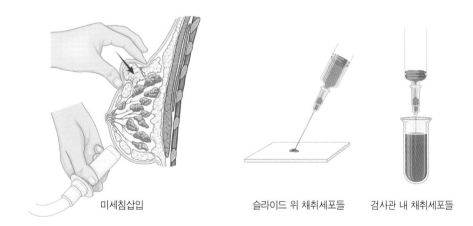

미세침삽입 　　　　　 슬라이드 위 채취세포들 　　 검사관 내 채취세포들

그림 11-2 미세침흡입생검 : 촉지되는 종괴나 초음파검사상 종괴에 시행

- 아주 작은 21 게이지 바늘침을 종괴에 넣어 몇 개의 세포를 흡입 채취한다.
- 외래에서 시행하여 당일 검사결과를 얻을 수 있는 가장 간단하고 빠른 검사이다. 시행 중 통증은 거의 없다. 최근에는 이 검사로 얻는 정보가 적어 유용도가 떨어진다.
- 세포병리학자가 판독을 잘 해야 한다. 일종의 세포검사로서 90% 이상에서 진단이 가능하다. 단점은 세포만 수집하므로 조직침투여부는 구별이 안 된다.
- 결과는 음성이면 의미가 없어 외과적 생검이 필요하고, 양성이면 의사와 의논한다(그림 11-2).

2) 중심부 침생검(core needle biopsy)는 무엇인가

- 좀 더 큰 14-16 게이지 침을 위치가 확인된 종괴의 심부에 넣어 몇 개의 작고 가는 조직을 채취한다.
- 세침흡입생검보다 침이 더 굵으므로 세침흡입생검보다 더 정보가 많다.
- 초음파검사와 유방사진 상 종괴에 대한 생검이다. 초음파검사는 X-선 검사가 아니므로 더 많이 사용한다. 또는 유방사진 인도하에 가는 철심으로 위치를 확인하여 생검한다. 주로 수술실에서 국소마취하에 시행한다.
- 유방암의 경우 대부분에서 이 검사를 통해 진단이 된다. 유방암이 의심되는 상황에서 음성으로 나온 경우에는 다른 추가 검사를 시행할 지 여부를 담당의사와 상의해야 한다(그림 11-3, 4).

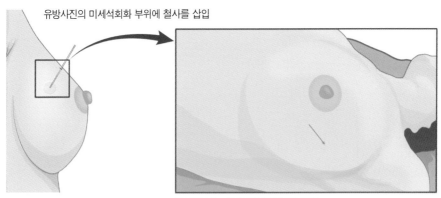

유방사진의 미세석회화 부위에 철사를 삽입

표시된 가는 철사따라 병변부위 절제

그림 11-3 중심부 침생검

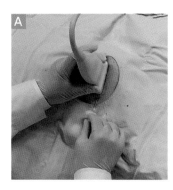
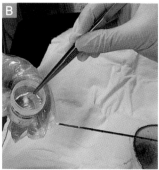

그림 11-4 A. 초음파검사, 중심침 생검, B. 채취조직 수집

3) 맘모톰(Mammotome)기구 진공보조침생검은 무엇인가

- 만져지지 않는 종괴에 대한 조직검사로서 국소마취하에 0.5cm미만의 작은 절개창에 초음파 유도하에 진공보조기를 삽입하여 석회화조직을 제거한다. 초음파에 나타나지 않는 구조변형 부위는 유방사진을 이용한 입체정위생검법으로 조직검사를 할 수 있다. 석회화의 10-20%에서 암이 발견된다(그림 11-5, 6).

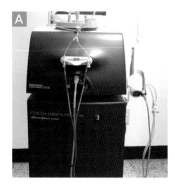
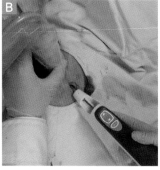
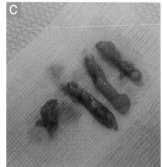

그림 11-5 맘모톰 진공보조생검. A. 맘모톰 기구, B. 초음파검사 맘모톰 기구로 조직 채취, C. 채취조직

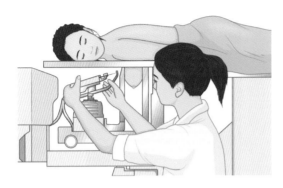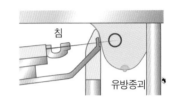

그림 11-6 입체정위생검 시행 : 환자가 유방이 들어갈 수 있는 구멍이 있는 침상에 엎드린 후 두 판으로 유방을 압박하고 유방사진을 보면서 생검침을 종괴로 넣는다.

4) 수술적 생검은 어떻게 하나

– 월경 끝난 첫 주에 가장 유방통이 적을 때 시행한다.

– 병리학적 소견에 대한 최대한의 정보를 얻을 수 있다.

– 종류: 절개생검–진단만을 위해 종괴의 일부 조직만 절제하나 실제 시행한 경우는 드물다.

　　　　절제생검–종괴 전체를 절제한다. 양성병변이면 치료적 의미도 갖는다.

–국소마취 또는 전신마취 하에 시행한다.

–전체 생검 수의 20-30% 정도에서 시행된다.

○ 생검 결과는 어떤 것이 있나

① 암이 없는 유방 양성변화 – 선종, 섬유성 낭종, 지방종

② 암은 없으나 암 발병 위험이 증가된 것–비전형과증식증, 소엽상피내암

③ 암 발병(생검방법 종류에 따라)

　　– 정상위치 내 유관내암　　　　– 침습성 유관암과 유소엽암

○ 생검에 관한 기타 질문사항들

– 유방조직에 왜 생검이 필요한가.

– 생검방법에는 어떤 것이 있나.

– 생검방법 선택은 어떻게 정하나.

– 생검시행은 얼마나 오래 걸리나 – 생검 중 깨어있는가

– 생검 중 아픈가 –얼마나 많은 조직을 제거하는가

– 부작용은 무엇인가 –언제 결과를 알 수 있나

– 다음 누구와 의논하나

– 병리진단에 2차 의견이 필요하나

– 병리보고서 사본을 줄 수 있나

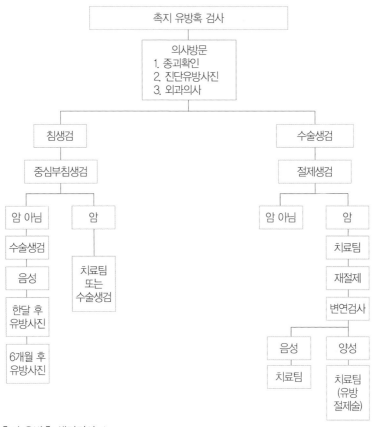

그림 11-7 촉지 유방혹 생검검사 ★

12

병리검사

○ 생검으로 암세포나 암의 발견을 찾는 검사가 주는 정보는 무엇인가

– 암이 얼마나 빨리 성장하는가
– 어떻게 암이 퍼지는가
– 어떤 치료가 어떻게 작용하는가
– 얼마나 빨리 암이 재발하나
가장 좋은 치료의 결정은 검사결과에 달려 있다.

1. 유방암의 병리현미경 보고서란 어떤 것인가

육안적 소견, 즉 암의 크기, 위치 등의 정보를 기초하여 현미경 검사를 시행하고 이 현미경 소견으로 최종진단한다. 유방암에는 분비선조직에서 유래되는 선암이 가장 많다.

□ 병리보고서의 내용에는 어떤 것이 있나

– 암의 종류   – 침투성 여부, 림프혈관 침투여부, 조직적 등급
– 가장자리암 존재여부   – 호르몬수용체 존재여부
– HER-2유전자 존재여부   – 최종병기

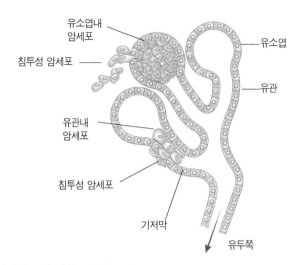

유소엽내
암세포

침투성 암세포

유소엽

유관

유관내
암세포

침투성 암세포

기저막

유두쪽

그림 12-1 유방암의 구별: 비침투성, 침투성

□ 암세포형의 종류
- 침투성 암-암이 유관이나 유엽을 넘는다.
  · 유방관암-유방관에서 시작, 75-80% 차지
  · 유방소엽암-유방소엽에서 시작, 10-15% 차지
  · 그 외 수질성, 유두성, 점액성, 관상성, 염증성의 특수암이 포함된다.
- 비침투성 암-암이 유관이나 유엽을 넘지 못하고 원래 부위 내에 남아있다(유방암의 10%).
  · 유방관상피내암-더 많다.
  · 유방소엽상피내암-양측성, 동시 다발성 위험도의 중요 표식자이다(비침투성 암의 20%).
  · 파제트병- 유두와 유두연에 발생한다.
□ 림프절 전이: 유방내 림프관이나 림프절의 전이, 유방주위(액와) 림프절의 전이를 증명한다.
□ 조직등급: 분화도-정상세포와 모양과 성장속도의 비교에 따른 등급으로써 숫자가 적을수록
  정상에 가깝다.
  1단계: 고분화-늦은 성장. 구조는 정상세포와 비슷하다.
  2단계: 중간분화-중간 속도로 성장.
  3단계: 저분화-빠른 성장. 구조는 정상세포와는 크게 변형된다.

63

□ 호르몬수용체 상태 – 양성, 음성

　– HER-2 유전자 존재여부 – 양성, 음성

□ 가장자리 암 존재여부

□ 최종병기: 0, Ⅰ, Ⅱ, Ⅲ, Ⅳ기

· 한국인 2010년 유방암 등록 보고에서의 조직형의 종류와 비율

　– 침윤성 유관암 83%　　　　　– 침윤성 유소엽암 3.9%

　– 유관상피내암 9.7%　　　　　– 유소엽상피내암 0.2%　　　　　–기타 2.2%

2. 호르몬수용체 검사(Hormon receptor test)는 무엇인가

□ 수용체는 호르몬 또는 약이 결합하는 세포단백질이고, 수용체검사는 유방조직내에 수용체를 찾아내는 검사이다. 정상 유방세포 세포막에 에스트로겐 및 프로게스테론과 결합하는 화학구조적인 수용체가 호르몬과 결합하여 세포내로 들어가 작용하여 사춘기 유방성장을 촉진하고 임신중 유방이 커지도록 한다. 대부분의 암세포도 수용체를 가지므로 정상세포와 마찬가지로 호르몬과 결합하면 암세포의 성장을 촉진한다. 그러나 일부 암세포는 호르몬 없이도 성장할 수 있다.

□ 암세포 표면에 수용체를 가지면 수용체 양성(HR(+)), 에스트로겐 수용체 양성(ER(+)), 프로게스테론 수용체 양성(PR(+))으로 표시하고 없으면 수용체 음성 HR(−), ER(−), PR(−)로 표시한다. 호르몬수용체 양성이 수용체 음성보다 성장이 늦고 호르몬에 민감하여 호르몬 치료가 더 효과적이다. 양성과 음성간의 재발율은 5-10% 차이가 난다. 병리학자는 암세포에 염색되는 수용체의 %와 수용체 양성%의 양을 보고하여 치료의 결정을 돕는다. 수용체 양성율이 높을수록 암성장에 호르몬이 더 필요하다. 보통 호르몬수용체 양성에만 호르몬치료를 시행하고 수용체 음성이면 시행할 수 없다(그림 12-2). 암세포의 70%가 에스트로겐 양성, 40-50%가 프로게스테론 양성이다.

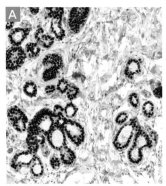 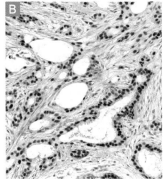 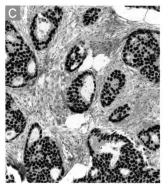

그림 12-2 A. 정상유방(ER과 PR 양축 강한 핵염색), B. 에스트로겐 수용체 양성(강한 핵염색으로 강양성), C. 프로게스테론 수용체 양성(강한 핵염색으로 강양성) ★

□ 한국 2010 유방암 등록 보고

ER(+), PR(+) 55%   ER(+), PR(−) 14%

ER(−), PR(+) 3%   ER(−), PR(−) 28%

3. 3중 음성 유방암은 무엇인가

- 모든 유방암의 20%를 차지한다.
- 에스트로겐 수용체. 프로게스테론 수용체, HER-2유전자. 3가지 모두 음성을 의미한다.
- 성장과 전파가 빠르고 공격적이다.
- 주로 젊은 여자에게 발생한다.
- 환자의 75-90%가 BRCA 보유자이다.
- 항암제치료에 예민하다.

비침투성 유방종괴의 종류

1. 비전형과증식(Atypical hyperplasia)은 어떤 것인가

□ 과증식은 유방종괴의 조직검사에서, 정상 유방세포가 증식하여 여러 층을 형성하는 것을 의미한다.

□ 구성세포와 구조적 형태로 보통 과증식과 비전형 과증식으로 구분한다. 과증식은 암은 아니지만 앞으로 암으로 바뀔 수 있는 유방암 전구질환으로서, 비증식 질환과 비교하여 보통과증식은 2배, 비전형과증식은 4배의 암 발생률을 보인다.

□ 비전형과증식은 비정상세포들이 수와 모양상 증식하는 것으로서 유관과증식과 유소엽과증식으로 구분한다. 조직검사상 15%에서 우연하게 발견되고 10년 후 10%의 암 발병률이 있다.

□ 크기나 침투범위로 상피내암과 구별한다.

□ 유방암 가족력이 있으면 발생률이 2배 증가하고 양측유방의 발생률도 25% 이상이다.

□ 치료는 관찰하며 경과를 보거나 타목시펜 등으로 약물투여를 하거나 국소절제술로 수술한다.

2. 유소엽상피내암(lobular cancer in situ, LCIS)은 어떤 것인가

□ 비정상 암세포가 유방소엽 내에만 있는 경우로서 침투성은 아니다. 어떤 의미로는 진정한 암이 아니다. 비교적 드물고 우연한 조직검사 상에 발견되기도 한다.

□ 평생 양측유방에 30% 발생률이 있고, 다발성 가능성도 있으며, 후에 때로는 침투성이 될 가능성이 10-15% 있으므로 유방암의 위험의 중요한 표식자로 보인다.

□ 유소엽상피내암은 일반인에 비해 8-10배 정도 암 발생이 더 많고 젊은 연령에서의 발견이 암 진행 가능성이 더 높다.

□ 치료는 대체로 주기적 관찰이고 드물게 암 상태에 따라 예방적으로 국소절제술, 유방절제술, 호르몬치료, 표적치료를 시행한다.

3. 유관상피내암(ductal cancer in situ, DCIS)은 어떤 것인가

□ 유방관 내에만 암이 있는 것이다. 비침투성으로 병기 "0"이다. 그러나 그대로 10년이 지나면 20~30%에서 침투성이 될 수 있다.

□ 유방암의 20% 정도 차지한다.

□ 대부분 종괴 촉지는 안되고 증상도 별로 없다.

□ 진단은 자기공명사진이 가장 좋으나 유방사진에서 독특한 석회화송으로 나타나므로 정위생검법으로 확진한다.

□ 치료는 국소치료를 시행한다.– 90%이상 치유된다.

　– 작은 것: 종괴절제술

　– 중간 것: 종괴절제술+방사선치료

　– 큰 것, 다발성: 유방절제술(피부 또는 유두 보존절제술이 좋다.)

□ 보조치료는 보통 필요 없으나 호르몬수용체 양성은 호르몬치료로 재발을 예방한다.

□ 3-4% 재발 위험이 있다.

4. 파제트(Paget)병은 어떤 것인가

□ 유방유관에서 시작하여 유두 피부를 거쳐 유륜에 퍼지는 피부성 질환으로써 유방암의 1%를 차지한다. 대부분 50대 이후에 발병하고 유관상피내암이나 유방암과 관련이 있다.

□ 피부각질화, 발적, 분비물이나 출혈, 가려움증, 작열감, 작은 종괴(60%) 등의 증상이 있고 접촉성피부염, 습진, 유두선종 등과 감별이 필요하다.

□ 진단은 유방사진검사, 확진은 생검검사로 파제트세포를 발견하는 것이다.

□ 치료는 유방암과 관련있으면 유방절제술을 시행하나, 보통은 중앙종괴절제술과 방사선치료 또는 유두유륜절제술을 시행한다.

□ 예후는 병변크기나 주위조직 침투에 따라 다르나 비교적 좋다

5. 특수 유방암은 어떤것이 있나

대부분의 비특이성 침윤성유방암에 비교하여 병리학적 구성양상과 분비물 유형에 의해 분류되는 전체 10% 미만 발생의 소수의 특수한 침윤성유방암을 말한다. 이 특수유방암들은 극히 낮은 빈도, 수 cm이내의 작은 크기에 느린 진행과 낮은 전이성으로 예후가 좋다.

□ 점액성암-세포의 점액분비가 많고 호르몬수용체가 양성이다.

□ 수질성암-종양 내 섬유성 기질조직이 적어 연하다. 섬유선종과 유사하다.

□ 관상암-정상적 세관형태가 제멋대로 증식하는 관상구조를 가진다.

유방암의 병기(stage)

병기는 암이 인접 또는 타 부위에 얼마나 퍼졌는가를 단계적으로 표시하는 것으로서 수술 후 병리학자에 의한 병리검사의 완전한 분석으로 결정한다.

□ 결정 요소로는 3가지가 있다.

1. 원발암의 크기(T): 조직에서 cm로 크기를 표시한다.
2. 림프절전이(N): 림프절 생검, 보초림프절 생검으로 확인한다.
3. 원격전이(M): 흉부사진, 유방사진, 골주사사진, 전산화단층사진, 자기공명사진, 초음파사진, 양전자단층사진 등으로 원격장기의 전이여부를 확인한다.

병기는 로마숫자 0, I, II, III IV로 표시한다. 병기는 암의 예후 및 치료방침을 결정하는데 가장 중요한 정보를 제공한다(그림 14-1).

□ 원발암의 크기와 림프절 전이와 원격 전이와 상관관계가 있다.
  - T가 1.0cm이면 림프절 전이 10%, 2.0cm이면 20%가 가능하다.
  - T3(5cm이상)이면 림프절 전이는 70% 이상, 원격 전이는 50% 이상 가능하다.
  - T2(2-5cm)이면 림프절 전이는 45% 이상, 원격 전이는 40% 이상 가능하다.

□ TNM 병기 결정요소 ★

종양크기(T)	림프절 전이 (N)	원격전이 (M)
T0: 원 위치내	N0:림프절 전이 없음	M0:없음
T1: 2cm 이하	N1:액와림프절 전이 (1-3개 액와림프절 전이)	M1:있음
T2: 2-5cm	N2:내유방림프절 전이 (4-9개 액와림프절 전이)	
T3: 5cm 이상	N3:쇄골상하림프절 전이, 내유방림프절 전이 (10개 이상 액와림프절 전이)	
T4:피부 흉근		

1. 병기 분류는 어떻게 하나 ★

병기	종양크기	전이암세포	
		림프절	타장기
0	Tis:	N0: (−)	M0: (−)
I	T1: 2 cm 이하	N0: (−)	M0: (−)
IIA	T1: 2 cm 이하 T2: 2-5 cm T0: 0 cm	N1: (+) N0: (−) N1: (+)	M0: (−) M0: (−) M0: (−)
IIB	T2: 2-5 cm 이상 T3: 5 cm 이상	N1: (+) N0: (−)	M0: (−) M0: (−)
IIIA	T1: 2 cm 이하 T2: 2-5 cm T3: 5 cm 이상 T3: 5 cm 이상 T0: 0 cm	N2: (+) N2: (+) N1: (+) N2: (+) N2: (+)	M0: (−) M0: (−) M0: (−) M0: (−) M0: (−)
IIIB	T4: 흉벽 피부	N0, 1,2, or 3: (+), (−)	M0: (−)
IIIC	T1,2 or 3:	N3: (+)	M0: (−)
IV	T1,2 or 3:	N0, 1,2, or 3: (+), (−)	M0: (+)

병기 Ⅰ   병기 Ⅱ   병기 Ⅲ   병기 Ⅳ

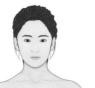 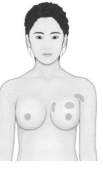 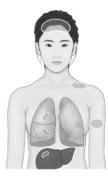

▷ 조기암
· 종양크기 <2cm, 유방 내 국한
· 림프절 전이(−)
· 미세림프절 전이(±)

▷ 조기암
· A: 종양크기 <2cm
    액와림프절 전이(+)
· B: 종양크기 2-5 cm
    액와림프절 전이(+)
    종양크기 >5cm

▷ 국소진행암
· 종양크기 >5cm
· 흉벽, 표재조직 침투
· 내유방림프절 전이(+)

▷ 원격전이암
· 골,간,폐,뇌 전이
· 상쇄골 림프절 전이(+)

그림 14-1 유방암 병기

□ 한국의 병기별 발생비율

	2010년 한국 유방암학회
0기	12.3%
Ⅰ기	39.0%
Ⅱ기	36.4%
Ⅲ기	12.1%
Ⅳ기	1.2%

□ 조기암 발생비율(0기-Ⅰ기)

   미국 61.2%(0기-21.4%, Ⅰ기-39.8%)

   일본 56.3%(0기-11.8%, Ⅰ기-44.5%)

   한국 51.3%(0기-12.3%, Ⅰ기-39.0%)

□ 한국인의 조기암 발생비율

2000년 31.5%(0기-6.2%, I기-25.3%)

2010년 51.3%(0기-12.3%, I기-39%)

2012년 56.4%(0기-13.2%, I기-43.2%)

* 발병 수 증가에 따른 사망수는 조기암의 발견율이 높아져서 거의 변화가 없다.

○ 병기에 관한 기타 질문사항들

– 병기는 어떤 의미인가

– 병기상의 예후는 어떻게 되나

– 병기를 가족에게 말해야 하나

○ 진단에 대한 기타 질문사항들

– 암의 종류는 무엇인가

– 암이 어느 정도 퍼졌나

– 병리검사 결과를 설명해 줄 수 있나

– 병기가 치료선택에 영향을 주는가

– 진단에 2차 의견이 필요하나

– 병기상 예후는 어떤가

– 호르몬수용체 검사는 시행했는가

– HER-2 수용체 검사는 시행했는가

– 내가 유방암이면 자매나 딸들도 유방암에 대한 검사를 해야 하나

유방암의 치료

유방암 진단 후 가장 큰 2가지 두려움은 "유방이 없어지는가" "내가 죽게 될 것인가"이다. 그러나 실제로 대부분은 그렇지는 않다. 유방암은 치료가 가능하고 결과도 좋고 생존율도 지속적으로 증가한다. 진단에 애를 썼다면 치료선택 전에 2-4주 기다리면서 상황을 이해하고 받아들이는데 필요한 시간을 취해야 한다. 치료는 환자의 병, 몸 그리고 생명을 변화시키는 일이므로 우선권과 목표를 재평가하는 시간을 가진다. 또 가족과 친구와의 관계를 강하게 하고 앞으로 필요한 지원을 모으는 시기이기도 하다. 준비되었다면 2주 정도 선택을 조심스럽게 달아보는 것이 치료 결과를 크게 변경시키지 않는다는 것을 기억해야 한다.

치료의 선택은 암의 종류와 병기, 환자의 나이와 건강상태, 자신의 가치와 생활습관, 개인적 우선권 등의 고려를 통하여 의사에게 결정을 묻는 것이 더 안전하다. 환자는 최종치료 결정에 직접 관여하기를 원하거나 아니면 의사가 치료계획을 결정해주기를 원하는데 이 선택은 환자가 편안하게 느끼고 만족하는 방법이 더 좋다.

○ 2차 의견(second opinion)은 무엇인가

치료시작 전 치료계획에 대해 다른 사람의 의견을 듣는다. 생명이 관련되므로 정확한 진단을 근거로 확실한 치료결정을 한다는 것을 확인 할 필요가 있다. 더 많이 알아서 더 좋은 치료를 받는것이 좋다. 2차 의견을 구하는 것이 상대 의사에 대한 모욕도 아니고, 의사도 어느 정도 인정하므로 너무 꺼릴 필요가 없다. 병리진단, 병기, 치료 방법, 수술 방법, 각 치료 방법에 대한 위험과 이익에 의견의 차이가 있으므로 다른 의사의 의견을 찾아보는 것이 더 많은 지식, 통제감, 결정에 대한 안도감을 주어 첫 번째 의사의 진단과 치료를 더 확실히 해 줄 수 있다. 2차 의견 구한다고 치료가 2-3주 지연되더라도 치료 효과에는 큰 차이가 없다.

최근 대형병원에서의 전문분야 협력팀(multidisciplinary team)에 의한 병리검사와 영상검사의 검토로 정확한 진단을 받고 그 다음 치료팀의 상호의견으로 결론지은 가장 좋은 치료 방법을 제시 받고 환자가 결정하여 따르는 경향이므로 굳이 환자가 2차 의견을 구할 필요가 없을 수도 있다.

※ 환자는 자신의 1) 유방암의 종류와 병기 2) 수술 시행의 시기 · 종류 3) 수술 병원명과 의사명 4) 보조 치료 시행의 종류와 기간 5) 현재까지 경과와 상태 등의 치료 전체 과정을 알 수 있도록 기억해 두거나 기록해 놓아야 한다.

침투성 유방암의 치료

1. 치료에 관여하는 요소는 무엇인가

☐ 병기 · 암의 형
☐ 호르몬수용체 · HER-2유전자
☐ 환자의 건강상태
☐ 유방크기에 따른 종양의 크기
☐ 폐경 여부 등이 관계한다.

2. 유방암의 건강관리팀은 어떻게 구성되나

☐ 외과의사   ☐ 종양내과의사   ☐ 방사선종양의사
☐ 성형외과의사   ☐ 영상의학과의사   ☐ 병리학의사
☐ 마취과의사   ☐ 통증의학과의사   ☐ 종양간호사
☐ 방사선 치료사   ☐ 유전상담자   ☐ 물리치료사
☐ 영양사   ☐ 사회사업가   ☐ 정신과의사

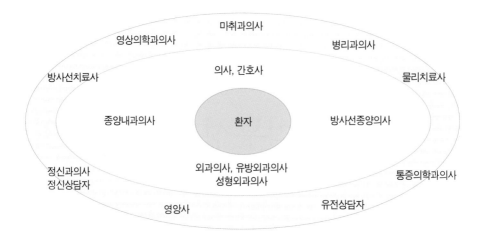

그림 15-1 유방암 건강관리팀의 구성

3. 치료의 선택 종류에는 어떤 것이 있나

□ 수술치료: 유방보존수술, 유방전절제술, 변형유방절제술, 유방재건술 등이 있다.

□ 방사선치료: 외부 또는 내부 치료로 암세포를 살해한다.

□ 호르몬치료: 호르몬 제거 또는 호르몬을 차단하여 암 성장을 방어한다.

□ 항암제치료: 항암제로 암세포를 살해한다.

□ 표적치료: 정상세포 유지하면서 암세포를 확인하고 공격한다.

 – 유방암 치료는 수술치료, 항암제치료, 방사선치료, 마지막으로 호르몬치료의 순서로 시행하는 것이 원칙이다.

4. 침윤성 유방암의 통제는 어떻게 하나

□ 방법

 – 국소치료: 수술, 방사선치료

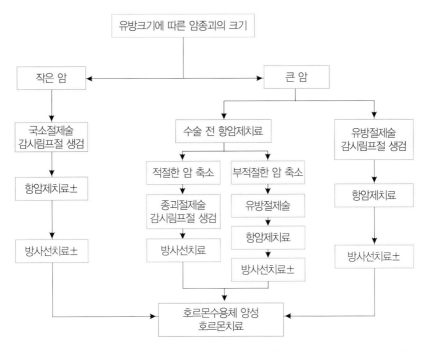

유방크기에 따른 암종괴의 크기

작은 암 ← 큰 암

국소절제술
감시림프절 생검

수술 전 항암제치료

유방절제술
감시림프절 생검

항암제치료±

적절한 암 축소 / 부적절한 암 축소

항암제치료

종괴절제술
감시림프절 생검

유방절제술

방사선치료±

방사선치료

항암제치료

방사선치료±

호르몬수용체 양성
호르몬치료

그림 15-2 유방 다학적 치료 책략. 일반적인 치료 과정의 순서이나 각 환자에 따라 변형적 순서가 요구될 수 있다. ★

- 전신치료: 항암제치료, 호르몬치료, 표적치료.
- 가장 즉각적 문제는 암 제거이므로 국소치료를 전신치료보다 먼저 시행한다.
□ 목적
- 국소치료: 유방내의 종양과 주위 림프절을 완전 제거한다.
- 전신치료: 원발병소암에서의 혈관을 통해 퍼진 암세포를 제거한다.
□ 시기
- 보조치료: 수술 후 추가치료-숨은 암세포를 죽여 재발을 방지하기 위한 전신치료 혹은 방
사선치료-어느 것을 먼저 해야 하는 가에 명확한 결론은 없다.
- 신보조치료: 수술 전의 항암제치료, 호르몬치료, 방사선치료 등으로 종양크기를 줄여 수
술절제를 완전하게 한다. 수술 후 보조치료를 시행할 수 있다(그림 15-1).

치료의 일반적 순서에 대한 지도나 환자에 따라 개인적 치료과정의 수정이 요구되는 특수한 상황이 있을 수 있다.

○ **치료에 관한 기타 질문 사항들**

· 치료는 어떻게 결정하나 – 어떤 것이 있나

· 어느 치료를 추천하는가 – 이유와 목표는 무엇인가

· 각 치료의 기대 되는 이익은 무엇인가

· 각 치료의 위험과 부작용은 무엇인가

· 보고자 하는 치료계획의 예정표는 어떻게 아는가

· 받고자 하는 치료가 일상생활에 어떤 영향을 주는가 – 음식, 운동, 일

· 받고자 하는 치료 비용은 보험은 되는가

· 치료 받을 준비는 어떻게 하나

수술치료

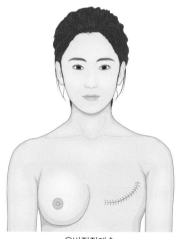 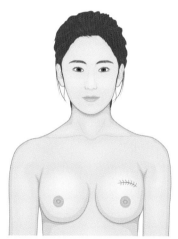

유방전절제술   종괴절제술

그림 16-1 유방절제술: 유방암은 같은 조건하에서 전연 다른 외관과 느낌을 주는 두 가지의 수술 방법이 있고 치료성적도 서로 유사한 결과를 보이는 유일한 암이다. 방법의 선택은 환자가 최종적으로 결정한다.

□ 수술치료는 암종괴를 포함하여 유방 일부 또는 전체를 제거하는 가장 기본치료이고 가장 먼저 시행하는 치료이다. 훌륭한 유방암 수술의 최대한의 암통제와 훌륭한 미용적 결과에는 고수준의 기술적 숙련이 요구된다. 그러나 유방암 수술은 대개의 외과의사가 시행하는 가장 힘든 수술은 아니다.

▫ 유방암의 발생부위를 직접 치료하는 것이 국소치료이고 수술치료와 방사선치료로 대별된다. 암의 형과 병기를 알아야 한다.

▫ 유방암 수술은 응급수술이 아니다. 이차의견, 외과의사 선택, 중요한 개인적 업무, 가장 좋은 접근에 대한 주의 깊고 사려깊은 결정을 내려야 하므로 2개월 내 시행하면 된다. 하나의 암세포가 1cm 크기가 되는데 8년 걸린다.

1. 유방암 수술의 의미와 환자의 반응과 권리

다른 부위의 암과 마찬가지로 유방암 치료도 근본적 일차치료는 수술절제이다. 다행히 유방절제술은 체강외부조직의 절제이므로 외과수술 중 비교적 간단한 수술이고 생명에 지장을 주는 합병증 발생도 거의 없다. 그러나 환자는 전신마취하의 유방절제술에서 마취, 외관미용, 근치여부 등에 걱정과 두려움을 가질 수도 있다.

· 수술이 큰 문제없이 잘 진행될까　　　· 마취에서 잘 깨어날 수 있을까
· 수술 합병증은 생기지 않을까　　　　· 암 수술이 깨끗이 될까
· 동시시행의 유방재건술이 잘 진행될까　· 병기는 몇 기 일까
· 수술 직후 흉부는 어떤 모양이 될까　　· 가족들이 얼마나 걱정할까
· 수술 비용은 얼마나 될까　　　　　　· 수술 흉터는 얼마나 클까

최근의 환자들은 수술전 충분한 지식으로 많은 질문과 의사들의 올바른 답변으로 수술에 대해 정신적, 신체적 준비가 되어 있다. 환자들은

· 모든 치료선택에 대해 알 권리　　　　· 치료결정에 참여할 권리
· 수술하는 의사와 치료시설에 대해 알 권리· 전체 치료계획을 알 권리
　등을 미리 인지하고,
· 수술 전후 과정이 어떻게 진행되는지　· 제안된 수술명을 어떻게 하는 것인지
· 수술 합병증으로는 어떤 것이 생기는지

등을 미리 앎으로써 수술에 대비하여 몸과 마음이 최상의 상태가 되도록 할 수 있다.

2. 수술방법에는 어떤 것이 있나

환자의 완치율과 장기생존율을 고려하여 선택해야 한다.

1) 유방의 일부분 절제-유방보존수술

· 유방종괴절제술–촉지되는 종괴를 절제한다.
· 부분유방절제술(partial mastectomy)–촉지 안되는 방사선 검사상 종괴나 좀 더 큰 종괴를
  절제한다.(그림 16–3)

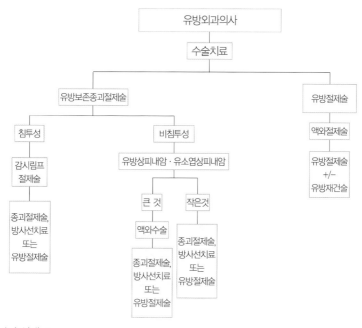

그림 16–2 수술선택 ★

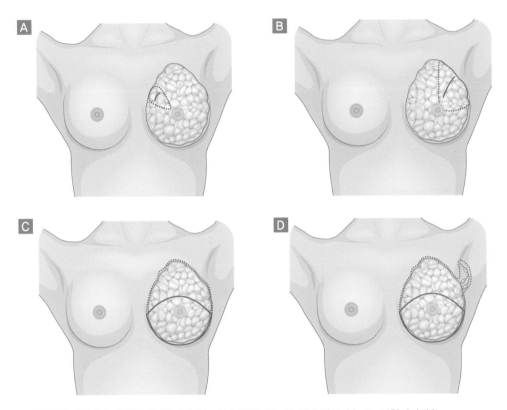

그림 16-3 유방수술 술식들 A. 종괴절제술, B. 부분절제술, C. 단순전절제술, D. 변형전절제술
(실선: 피부 절개선, 점선: 유방조직 절제선)

2) 전체유방 절제술-유방전절제술

· 단순유방절제술-유방전체를 제거한다.

· 변형성 광범위유방절제술 +액와림프절제술-진행성 유방암의 일반적인 수술(그림 16-2)

· 광범위유방절제술-현재 거의 사용하지 않는다.

· 피부보존 유방절제술-조기암, 다발성이거나 유두유륜 부위에 근접한 암에 피부를 보존하면서 유방절제술과 유두유륜절제를 시행한다. 동시 또는 후에 유두재건술을 시행할 수도 있다(그림 16-4).

· 유두보존 유방절제술-외측 작은 조기암 같이 최소한 2cm이상 유두밑까지 침범이 안되는 암을 선별하여 유두보존하면서 유방절제술 시행한다. 유두감각은 소실된다.

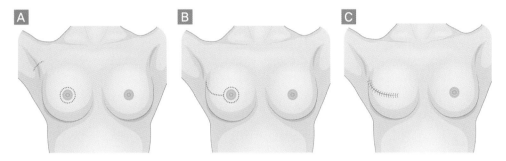

그림 16-4 피부보존 유방절제술 A. 유륜절개선, B. 절개선 외측 신장, C. 술 후 피부봉합선

3) 림프절 절제술

□ 액와림프절의 3가지 구역:

· I-소흉근의 하방변연, 대흉근 밑, II-소흉근의 밑, III-소흉근의 상방변연

· 보통 I, II 구역에 곽청술을 시행한다(그림 16-5).

· 림프절 전이 정도로 유방전절제술이 유방보존술 보다 더 효과적이라고 할 수는 없다.

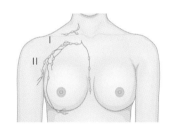

그림 16-5 액와림프절 I, II

3. 종괴절제술(lumpectomy), 유방보존술식(breast preserving surgery)은 무엇인가

□ 병기 I, II 의 작은 크기의 종양에 시행한다(그림 16-6).

– 장점: 종괴제거이고 유방제거가 아님으로 대부분 유방은 남아있다. 유방절제술과 비교한 결과 유방 내 암 통제, 타부위 재발이나 생존율이 큰 차이가 없다

– 단점: 방사선치료가 보조적으로 필요하다. 남은 유방에 암 발생 가능성이 있다. 재발에는 유방절제술을 다시 시행한다(15-35%). 보통 종괴절제술과 방사선치료는 하나의 패키지 치료이다.

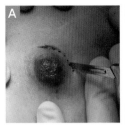 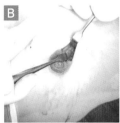 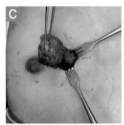 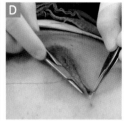

그림 16-6 종괴절제술 A. 절개선, B. 종괴의 부분박리, C. 종괴의 절제 단계, D. 절개부위 봉합술

□ 수술 후 방사선치료를 안 해도 될 경우
- 70세 이상 고령   - 2mm이상 깨끗한 절제연을 보일 경우
- 호르몬치료로 대치 가능할 경우   - 림프절 전이가 없을 경우
- 종괴가 T1, 2cm 이하 크기

□ 합병증
   - 수술부위 동통   - 압통   - 일시적 부종,
   - 반흔   - 출혈   - 감염

□ 한국 유방암 환자의 유방보존술 시행비율
   -2000년 27.9%   -2008년 58.0%
   -2010년 61.9%   -2012년 67.8%

2008년 유방보존술은 58%, 유방절제술은 39.5%로 유방보존술이 유방절제술 보다 많아졌으며 이후로도 유방보존술의 비율이 계속해서 증가하고 있는 추세이다. 이유는 기술발전으로 조기병기의 암발견의 증가와 유방보존술과 유방절제술 간에 재발과 예후의 결과가 차이가 거의 없고 유방외관미용의 이점이 있기 때문이다. 최근 미용적 종양절제술의 발전으로 유방보존술 후 생긴 유방변형이나 기형을 예방 또는 교정해 주므로 유방보존술을 선호하고 시행도 증가하고 있다.

1) 술식 선택에 필요한 환자요소는 무엇인가

· 유방절제에 대한 감정

· 얼마나 오래 방사선치료를 받아야 하는 생각

· 암 치료를 더 빨리 더 확실하게 하고 싶은 생각

· 방사선치료에 대한 생각

· 유방재건술에 대한 생각

· 유방보존술 후 재발에 대한 생각

2) 종괴절제술에서 깨끗한 절제연(clear margin)은 무엇인가

· 깨끗한 변연이 2-3mm되어야 한다. 변연에 암세포가 남아 있으면 재발율이 20-25% 이다.

· 변연에 암 양성이면 부위의 변연을 재절제술이나 유방절제술로 바꾼다. 또는 방사선치료를 시행 할 수도 있다(그림 16-7).

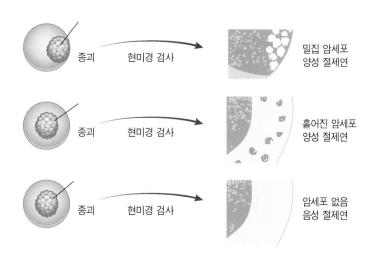

종괴	현미경 검사

밀집 암세포
양성 절제연

종괴	현미경 검사

흩어진 암세포
양성 절제연

종괴	현미경 검사

암세포 없음
음성 절제연

그림 16-7 조직절제연 암세포 침투여부

4. 유방절제술(Total mastectomy)은 무엇인가

1) 유방절제술을 시행하는 경우는 무엇인가

(1) 종괴절제술로는 치료효과를 기대할 수 없는 경우 시행한다
　－암이 커서 술 후 외관변형이 심할 경우
　－암이 커서 완전 암제거가 안될 때: 5cm 이상의 크기일 경우
　－암이 커서 깨끗한 변연확보가 안될 경우
　－크기나 위치상 다발성으로 발생할 경우
　－고령환자가 방사선치료를 거부할 경우
　－유전성 요인이 있을 경우
(2) 림프절 4개 이상 전이
(3) 다발성 침투성 유소엽암
(4) 환자가 원할 때 －외관보다 재발방지를 위해서 시행한다.

2) 유방절제술의 종류는 무엇인가

(1) 단순유방절제술－유방 전체를 제거한다. 가장 흔히 시행되는 전절제술이다.

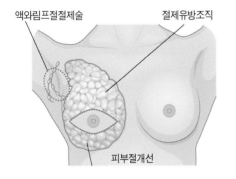
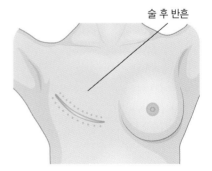

그림 16-8 변형유방전절제술 : 유방전절제술과 액와림프절절제술

- 1군 림프절전이가 없을 경우, 비침습성 유방암일 경우

- 고위험 환자(BRCA변이 양성의 젊은 여자)에 예방적 양측유방절제술 시행.

(2) 변형유방절제술: 유방절제술+액와림프절제술(액와림프절 I, II)−진행성 유방암의 일반적 수술방법이다. 흉곽근육은 남기므로 더 정상적 흉벽외관 보인다(그림 16-8).

(3) 유방재건술은 동시에 또는 후에 시행 할 수 있다.

3) 종괴절제술과 유방절제술의 장단점 비교

	유방보존술(유방종괴제거술)	유방절제술
장점	유방을 지킨다. 더 정상유방에 가깝다. 생존율이 비슷하다.	방사선치료가 불필요하다. 이차수술이 필요없다. 재발위험이 적다.
단점	젊은 층에 재발위험이 높다. 이차수술이 필요할 수 있다. 술후 외관이 불만족스러울 수 있다. 방사선치료가 필요하다.	유방이 제거된다. 성적 영상의 소실이 있다. 흉벽이 한 쪽으로 기운 느낌이 있다. 수술 부위의 감각이상이 있다. 수술 과정이 좀 더 복잡하다.

4) 수술합병증에는 어떤 것이 있나

· 수술 부위의 동통과 압통

· 흉벽이 저림−피부신경 손상

· 어깨와 팔 근육이 뻣뻣함 느낌

· 어깨와 겨드랑이의 신경손상에 의한 감각
  이상

· 출혈과 감염

· 환상유방 증상 − 유방이 남아있는 느낌

· 림프부종

· 술후 배액관 기능장애(그림 16-9)

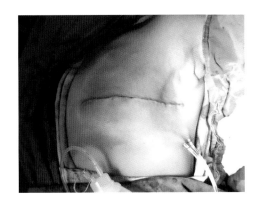

그림 16-9 유방절제술후 배액관 삽입

5) 수술 후 활동은 언제 시작하나

· 유방보존술+감시림프절 절제-1주
· 유방보존술+액와림프절 절제-2주
· 유방절제술-4주

6) 수술방법 선택의 지시는 어떠하나

☐ 개인적 선택이다.

병기, 재발위험, 유방의 보존과 절제에 대한 감정문제, 종괴제거술 후 방사선치료를 받기 위한 편리함 등이 관계된다. 특히 유방유지와 재발 간의 차이에 대한 선택이 중요하다. 대체로 환자가 유방절제술을 원하거나 유방절제술을 해야만 하는 의학적 문제가 없다면 유방보존술을 먼저 생각한다. 최근에는 무리한 유방보존술 보다는 유방절제술을 원하는 환자들도 증가하고 있다. 이유는 유방재건술의 기술이 발전되었고, 방사선치료 피할 수 있고, 유방내 간혹 발견되는 다른 부위의 암 발생을 줄이기 위해서 등이다.

☐ 고려해야 할 사항들은 무엇인가

－환자의 치료접근성이 용이한가

－치료후 얼마나 계속 걱정하게 될 것인가

－유방제거 후 어떻게 느낄 것인가

－ 생활습관이 6주간의 방사선치료과정을 잘 적응하는가

－가족, 집안 일에 어떤 영향을 미치는가

－ 직장에 어떤 영향을 받는가

－ 유방재건술을 생각하고 있는가

5. 감시림프절 생검은 무엇인가

임상적으로 액와림프절 전이가 확인 안된 유방암의 수술 전 병기를 알기 위해 미리 액와부에 시행하는 수술생검이다. 유방암은 보통 액와림프절로 먼저 퍼지는데 그 중 암세포가 가장 먼저 가장 가깝게 배액하는 첫 림프절 1-2개를 감시림프절 또는 보초림프절이라 한다.

수술 중 감시림프절을 채취하여 동결절편 생검에 암 전이가 있으면 액와림프절절제술을 시행하고 암 전이가 없으면 액와림프절절제술을 시행하지 않는다. 감시림프절전이가 있으면 액와림프절전이의 가능성이 반 이상이고 5% 정도가 위음성이다. 감시림프절채취가 안되면 액와림프절절제술을 시행한다.

□ 검진 방법, 2가지가 있다.

1. 청색 생체 염료액 주입 : 수술실에서 유륜 주위나 종괴 부위의 피하로 청색 색소물 3~5ml를 주사기로 주입한 수 5분 후 소절개상의 액와부에 착색된 지점을 확인하고 절제하여 림프절 병리검사를 의뢰한다.

2. 방사능 추적 용액 주입 : 핵의학 검사실에서 미리 동위원소 추적 용액을 소량 주입한 후 수술 중 액와부의 어느 림프절에 이 용액이 축적되는지 감마탐지기로 확인한다.

실제는 생체 염료 용액 주입법과 방사능 추적 용액 주입법을 병용하는 것이 더 효과적이다. 보통은 방사능 검사를 먼저 시행한다.

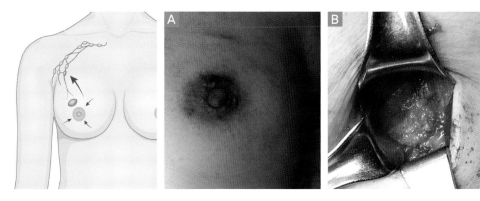

그림 16-10 감시림프절 생검 A. 유륜피하하 청색염료 주사주입, B. 액와부 착색지점 확인

- 시행 20분 정도 후 결과를 알 수 있고 림프절 발견율은 95% 이상이고 위음성율을 1-10%
  이다.
- 감시림프절 생검은 부작용이 적고 생검 후 팔운동을 일찍 할 수 있고 팔 부종이 3% 정도
  로 적은 장점이 있다(그림 16-10).

6. 액와림프절 절제는 무엇인가

☐ 액와림프절은 보통 10-20개 정도(8-25개) 있다. 박리술은 보통 Ⅰ, Ⅱ 부위의 림프절에 시
  행한다.
☐ 액와부림프절 전이여부는 병기와 치료결정과 재발방지, 예후에 중요하다. 림프절 전이가 가
  장 큰 단일 예후인자이고 크기가 두 번째 예후인자이다.
☐ 액와감시림프절 검사에서 림프절 전이가 양성으로 판명되거나, 이미 확인된 액와부 림프절
  제거를 위해 시행한다(그림 16-11).
☐ 액와림프절제술은 본 수술과 같은 절개창 또는 별도의 절개창을 통해 시행한다(그림 16-12).

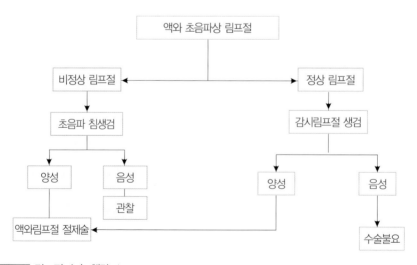

그림 16-11 림프절 수술 책략 ★

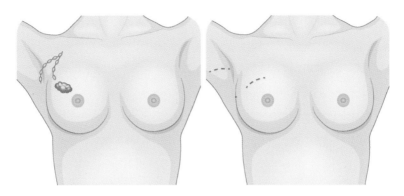

그림 16-12 종괴절제술+액와림프절절제술

☐ 액와림프절 전이가 양성이면 종괴절제술 이외의 보조치료가 필요하고 보통 50%가 양성이다. 액와 림프절전이가 있으면 이미 타 부위로의 전이 가능성이 많다.

☐ 수술 부작용 :

    −팔 림프부종: 30% 발생   −팔 감각 감소

    −팔과 어깨에 움직임 제한   −흉부와 액와부에 동통

7. 수술과정은 어떻게 진행되나

    유방암 수술은 선택적 수술이므로 입원 전 미리 건강상태와 수술에 대한 위험도를 평가하는 일반검사와 병기를 알고 암의 진행범위에 따라 수술방식을 결정하는 정밀검사를 시행한다.

− 수술 전날 낮 12시 전후 입원하여 의사와 간호사로부터 전반적 지시와 시행사항을 인지하고 수술동의서를 작성한다. 마취의사로부터 전신마취에 대한 설명사항을 듣는다.

− 수술 전날 필요에 따라 유방의 종괴접근을 위한 지점을 미리 유방피부에 표시해 놓을 수 있다.

− 수술 전날 밤 10시 이후 전신마취를 위한 금식이 필요하다.

− 수술시간은 보통 유방보존술은 1시간, 유방절제술은 1-2시간, 동시유방재건술은 4-6시간 걸린다.

– 유방절제술에는 수술부위 내로 배액관 1-2개를 삽입한 후 30cc 이하의 배액량이 되면 제거 한다. 보통 7-10일간이다.

– 수술 2일 후 손과 어깨의 가벼운 운동 시작한다. 1주 후 팔운동을 시작하고 4주 후 정상이 된다.

– 수술부위 샤워는 배액관제거 2일 후부터 시작한다.

– 절개부위 봉합사는 자연흡수되므로 그대로 둔다.

– 입원기간은 유방보존술은 1-2일, 유방절제술은 3-4일, 동시유방재건술은 7-14일 이다.

– 절개부위 상처치유기간은 4-6주 정도이며 3개월 후 부드러워진다(그림 16-13).

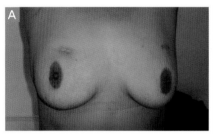 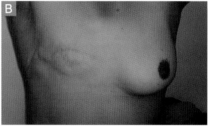

그림 16-13 술 후 반흔. A. 종괴절제술 후 반흔, B. 유방전절제술 후 반흔

○ 수술에 대한 기타 질문사항들

· 어떤 종류의 수술을 받게 되나 · 왜 그런 수술을 추천하나

· 각 수술법의 외형적 모양은 어떤가 · 어느 수술이 재발이 적은가

· 상처감염은 어떻게 아는가 · 수술후 방사선치료를 받아야 하나

· 림프절은 왜 제거되어야 하나. · 수술은 얼마나 걸리는가

· 진통은 어느정도인가 · 절개창과 배농관의 관리는 어떻게 하나

· 림프부종이 생길 가능성은 있는가 · 언제 최종 병리소견을 알 수 있나

· 수술 후 항암제치료를 받아야 하나 · 팔과 어깨의 강함을 위해 특별한 운동이 필요한가

· 운동 방법을간호사나물리치료사가알려주나 · 환상유방 증세는 후에 없어지는가

· 언제까지 수술용브라 착용이 가능한가 · 언제 인공삽입물(prosthesis)을 할 수 있나

· 주의해야 할 음식물은 어떤것인가 · 언제부터 일을 시작할 수 있나

17

Chapter

유방재건술

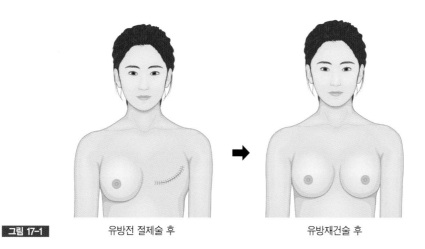

그림 17-1 유방전 절제술 후 유방재건술 후

유방재건술은 유방절제술 후 유방둔덕을 재건하여 유방외형을 복구시키는 수술로서 유방외
관과 삶의 질에 대한 관심에서 시행하는 수술이다.

· 암 수술 전에 유방절제하는 외과 의사와 유방재건하는 성형외과 의사와의 상담이 필요하다.

· 재건술에 대한 개인적 목표와 우선권, 의학상황을 조준하는 것이 열쇠이다.

· 목표–유방둔덕을 복구하고 삶의 질을 유지한다. 예후와 암 재발 발견에 영향이 없어야 한다.

그러나 유방재건의 이유가 모든 사람에게 다 맞는 것은 아니고 자신에게 달려있다. 유방재건술에 가장 문제가 되는 것은 이 수술도 무엇을 원하고 희망하는지에 대한 자신의 목표와 기대이다. 유방재건술에 대한 생각은 정상적이고 건전한 감정이므로 유방절제술을 받는다면 재건술을 한번 생각해 보아야 한다. 재건술이 유방절제술을 완성시키는 것이다. 완전한 재건술은 유방둔덕과 유두유륜의 재건이다.

방법에 따라 6-12개월 걸린다. 부분재건술은 주로 수술 후 유방변형이나 양측 유방의 비대칭성을 교정하기 위해 시행한다.

1. 유방재건술의 문제점은 무엇인가

1) 유방재건술에 대한 관심과 질문들은 무엇인가

□ 의학적 우선권:
- 환자의 의학적 고려와 우선권이 있는가 – 빠른 암 치료와 재건술
- 의사가 즉시 또는 지연의 재건술 선택을 제시했나, 또는 제시가 없었나
□ 자가영상:
- 자기의 신체가 다시 보여지도록 재건수술이 필요하다는 것을 얼마나 느끼는가
- 옷이나 속옷에 나타난 자기 모습이 어떻게 나타나는 가에 대해 얼마나 생각하나
- 다른 사람이 자기를 보는지에 대해 얼마나 중요하게 생각하는가
□ 기능과 안락:
- 신체적 기능과 안락 유지가 첫 우선인가
- 재건술이 성적 생활을 돕는가
- 재건술이 운동활동과 일상생활을 방해하는가
□ 실제 선택에 대한 고려:
- 개인적 우선권은 무엇인가
- 재건술을 지금 하는 것이 좋은가
- 얼마나 오래 기다려야 하는가

- 가장 간단한 방법을 원하는가
- 필요할 때만 사용하면서 지낼 수 있는가

2) 유방재건술의 시행목적에 맞는 효과적 가능성 여부는 무엇인가

☐ 가능하다
- 영구적 유방모양을 준다.
- 옷 밑에 비슷한 모양의 유방대칭성을 부여한다.
- 외부 인공삽입물의 필요성이 없도록 돕는다.
☐ 가능할지도 모른다
- 자존심과 신체 미관을 증진한다.
- 병의 신체적 잔상을 부분적으로 지운다.
- 재건술 문제를 교정하기 위하여 여분의 수술을 요구한다.
☐ 가능하지 않다
유방절제술 전과 같이 보이고 느끼도록 만든다
유방둔덕이 정상유방과 비슷한 감정을 준다

3) 유방재건술 시행 결정에 대한 조언은 무엇인가

- 수술에 대한 충분한 지식을 모은다
- 외과의사와 충분히 상의하고 묻는다 – 개방, 명확, 정직
- 여러 술식 결과의 사진을 보도록 한다
- 수술 받은 사람에게 이야기하고 원하는 상세한 내용을 얻는다

4) 유방재건술을 원하는 환자와 성형외과 의사간 상담에서의 우선권은 무엇인가

- 효과적 항암치료가 다른 어느 요소보다 우선

　　– 재건수술 회복 후 원하는 운동을 할 수 있는 충분한 기능을 가질 수 있는 능력

　　– 미학적으로 재건된 유방의 감각과 외관–크기, 모양, 대칭성

　　– 부분재건술의 가능성

□ 재건술 시행의 실질적 고려사항:

　　– 재건술의 기간, 비용, 환자의 시간적 여유

　　– 이용도: 조직재건에 의한 영구적 재건술 또는 확대/삽입술로 10–15년 유지

　　– 성형외과 의사와의 접근성

　　– 부작용 발생여부와 미학적 결과

　　– 재건술 후 암 재발 검사에 대한 영향–큰 영향없으나 삽입물은 유방사진 판독이 어렵다.

□ 환자가 유방재건술을 원하지 않는 상황들

　　– 유방절제술 합병증이 있다

　　– 이미 수술을 몇번 받았다

　　– 유방이 없어도 자신의 모습이 편안하다

　　– 수술 비용이 많다

　　– 암이 남아 있을까 생각으로 치료를 빨리 원한다

　　– 재건술로 성적 자극이 돌아오는 것도 아니다

5) 재건술은 언제 시행하나

□ 즉시–유방절제술에 이어 동시에 한다

□ 즉시+지연–두 가지로 한다 : 유방절제술에 이어 확장용 유방보형물을 삽입한 후 일정기간 지난 후 영구 유방보형물로 대체한다

□ 지연–유방절세술 후 일정기간 지난 후에 한다

　　– 즉시 시행의 장점–대부분 환자는 가능하면 즉시 시행을 원한다.

　　　· 수술 한번으로 줄인다.–지연수술과 두번 마취를 피할 수 있다.

　　　· 빠른 재건술을 택하므로 자신이 유방이 없었던 적이 없다.

96

　　　　· 미용적 결과는 의사가 동시에 협동적으로 수술하므로 더 좋다.

　　　　· 성형외과의사와 충분히 미용에 대해 상의할 수 있다.

□ 지연시행은 의학적 이유로 인한 치료계획이 있거나 개인적 이유로 암 치료 후 시행한다.

　　지연은 항암제치료와 방사선치료 끝난 후 상처치유를 위해 6개월 기다린다.

　　"재건술은 아무리 늦어도 좋다"

□ 암의 상태에 따른 재건술 선택은 어떻게 하나

　　– 조기 암 : 유방절제술 후 곧 시행한다.

　　– 중간기 암 : 항암제치료나 방사선치료 후 시행한다.

　　– 국소진행암 : 즉각적 재건수술은 불가하고, 빠른 재건수술은 항암제치료 지연, 방사선부
　　　작용 증가, 고위험부위 유방조직의 감시장애를 초래할 수 있다.

6) 유방재건술의 부작용은 무엇인가

　　– 일반적 수술 합병증: 출혈, 통증, 감염, 부종 치유지연

　　– 미용적 실망감: 크기와 모양

　　– 재건술 부위의 접촉감각 장애

　　– 반대측 유방과의 대칭성 비교: 크기, 위치, 각도, 균형, 색깔

　　– 보형물 삽입술: 보형물 구형구축(20%), 불편감, 단단한 반흔, 보형물의 누출, 위치이동, 파열

　　– 피판술: 조직파괴, 공여부위 약함과 운동제한

　　– 수 주 내지 수 개월 회복기간

□ **유방 재건술 방법 선택의 영향요소**: :

–방사선치료 필요성　　　–유방크기와 모양

–나이와 건강상태　　　　–이용도

–신체조건

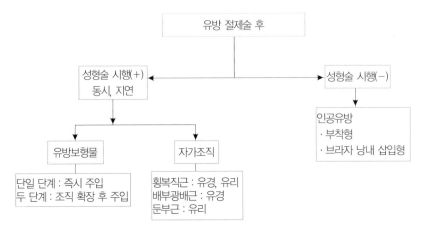

그림 17-2 유방 성형술의 기본 형태

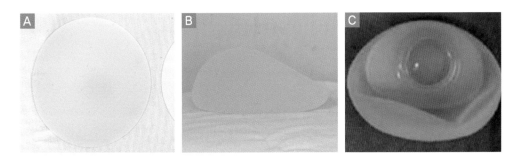

그림 17-3 실리콘겔 보형물 A. 둥근형, B. 눈물방울 형, C 확장기형

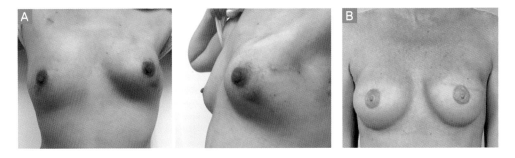

그림 17-4 A. 좌측 유방보형물 삽입, 전면과 측면, B. 양측 유방전절제술 후 보형물 삽입

2. 재건술의 종류는 어떤 것이 있나

1. 보형물(implant) : 1) 유방보형물 2) 흉벽 조직 확대술 / 유방보형물
2. 피판(flap) : 1) 횡복직근 2) 배부광배근 3) 둔부근
3. 유두재건술

1) 유방보형물 삽입

보형물 삽입법 종류에는 몇가지 유형이 있다.

① 바로 삽입 : 유방절제술 후 유방 부위에 남는 피부가 충분하면 동시에 흉근 밑으로 보형물을 삽입한다.

② 흉벽조직 확대술 후 삽입 : 많은 환자에서 첫 단계로 먼저 절제술 부위에 발브가 달린 실리콘 조직확장기 주머니를 넣어 6주~6개월간 주기적으로 생리식염수를 주입하여 확장시킨 후 반대편 유방과 비슷한 크기가 되면, 두 번째 단계로 확장기 주머니를 제거 후 실리콘겔이나 염류용액의 주머니로 대체하여 영구적 삽입물이 되게 한다. 최근에는 충분히 확장되었으

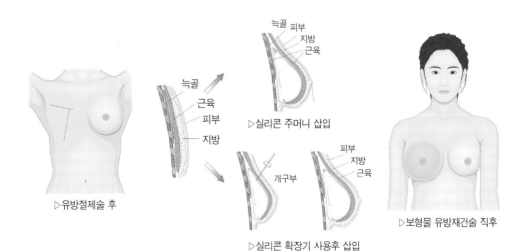

▷유방절제술 후

늑골
근육
피부
지방

늑골 피부
지방
근육
▷실리콘 주머니 삽입

피부
지방
근육
개구부
▷실리콘 확장기 사용후 삽입

▷보형물 유방재건술 직후

그림 17-5 실리콘 보형물 삽입술 : ① 바로 삽입, ② 확장기사용 후 삽입

99

면 확장기로 사용한 주머니의 개구부를 간단하게 수술 제거한 후 그대로 영구 보형물로 사용하기도 한다.

2)피판

- 자기 자신의 조직을 옮겨서 시행 : 유리 또는 회전 피부판을 사용한다.
- 즉각 재건술에 가장 좋은 방법이고 횡복근판을 가장 많이 이용한다.
- 술후 방사선치료에 대한 손상이 가장 적다. 그러나 방사선치료후의 지연 재건술은 어렵고 치유가 늦다.
- 보형물은 어디까지나 보형물이다. 피판술이 더 자연스러운 모습과 모양을 가진다.

□ 종류는 무엇인가
· 복부–횡복직근피판–근육, 지방조직, 피부 사용
　　　– 심하복부혈관 천공지피판(DIEP)–근육은 보존하고 지방조직과 혈관 이용
· 배부–광배근–근육과 지방조직. 피부 사용
· 둔주–둔부에서 근육이동으로 이식

1) 복직근 피판(Transrectus apomusculars, TRAM)

복부시행 : 복부 중앙에 종으로 복벽을 유지시키는 두꺼운 근육인 복직근 일부를 하복부에서 횡으로 피부와 지방과 같이 절제한 후 상복부의 피부 밑을 관통시켜 유방절제부위에 유방둔덕 같은 형상을 만든다. 때로는 복직근의 일부를 환전절제 후 유방절제부위로 옮겨 미세현미경 수술로 재건술을 완성하는 유리피판도 있다. 수술시간은 4–8시간 걸린다.

□ 장점
- 새로운 둔덕을 영구지속　　　– 새로운 ‘유방’ 이라는 감정
- 복부의 과도한 지방제거　　　– 배주름을 유방둔덕으로 사용함

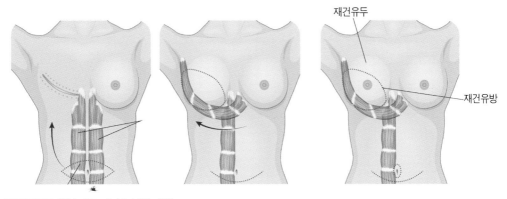

재건유두

재건유방

그림 17-6 횡복직근 피판술식(유경형)

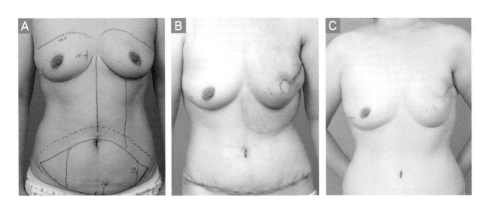

그림 17-7 횡복직근 피판술, A. 피부절개 도안선, B. 수술 직후, C. 수술 1년 후

□ 금기

– 충분한 복부지방이 없는 마른 여자   – 흡연으로 유방혈관이 안 좋은 경우

– 과거 복부 수술력   – 임신을 계획하거나 임신된 여자(복부수술 후 임신출산 가능)

□ 단점

– 마취와 수술의 시간이 길다   – 여분의 수술반흔이 남는다

– 회복시간이 길다(3–6주)

□ 합병증

- 조직파괴 피부판(flap)-5%   - 지방괴사에 의한 덩어리 형성
- 공여부위 근육 허약   - 하복부 탈장
- 단단함과 행동 제한

2) 배부광배근 피판

광배근은 어깨 아래. 겨드랑이 뒤쪽. 등 부위의 부채살 모양의 근육으로 비교적 근육과 지방
조직이 적어서 작은 유방이나 남은 피부여분이 있을때의 재건술에 유익하고 때로는 내부 보형

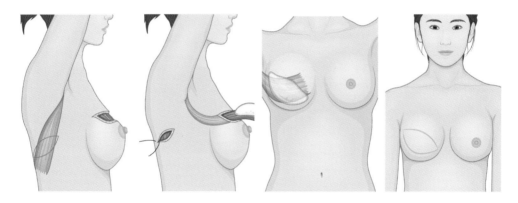

그림 17-8 광배근 피판술식

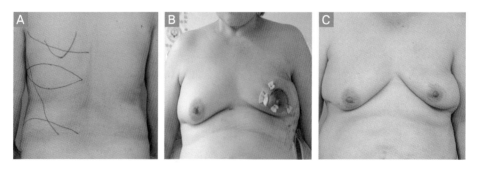

그림 17-9 광배근 피판술. A. 피부절개 도안선 B. 수술직후, C. 수술 1년후

물삽입과 같이 시행할 수 있다.

□ **장점**
– 복직근피판술보다 좀 더 간단하다. 2-4시간 걸린다.
– 결과가 좋고 합병증도 적다
– 조직의 생존력이 양호하다
– 자연적 유방감을 가진다
– 복부수술 과거력이 있을 때 사용한다.

□ **단점**
– 등과 어깨의 불편감. 근력이나 활동에 제한이 있을 수 있다.
– 보형물을 동시 사용에는 유방의 단단함이 있다.
– 지방괴사, 혈종, 감각장애의 수술 합병증이 있다
– 여분의 수술 반흔이 남는다
– 마취와 수술 시간이 보형삽입술 보다 길다

3) 유두 유륜재건술

유두유륜재건은 유방재건술을 완성시키는 것이다.
□ 방법 : 최근에는 재건된 유방의 유두 부위나 주위 피부조직의 피판으로 유두를 만든다.
　– 그외 다른 유방의 큰 유두 일부를 절제하여 이식하거나 외음부나 대퇴부 내측 조직을 이식하여 유두를 만든다.
　– 유두돌출 모양을 만들기 위해 인공피부를 채우기도 한다.
　– 폴리메탈고무 인조유두를 부착할 수도 있다.
□ 시기
　유두–모든 치료가 끝나고 치유된지 2개월 후 시행한다.
　유륜–유두재건이 끝나고 치유된지 수 개월 후 시행한다.

□ 유두유륜 재건술 3개월 후 피하문신으로 색깔을 만든다.
□ 유두유륜 부위의 감각 손실이 올 수 있다.

4) 미용적 종양절제술, 종양성형적 유방수술(oncoplastic surgery)은 무엇인가 ★

□ 유방수술에 주로 시행되는 종괴절제술과 유방전절제술의 선택에서 유방과 종괴간의 문제로는
　　· 종괴의 크기나 위치, 그리고 절제용적
　　· 수술 전 유방의 용적과 처짐 정도
　　· 유방용적과 절제될 종괴용적과의 상대적 비율 등이 관여한다.
□ 종괴절제술을 시행 할 경우
　　· 작은 유방은 유방용적의 15-20%, 큰 유방은 30% 이상 절제할 경우
　　· 종괴위치가 유방의 내측, 하부, 유두유륜 부위일 경우
　　· 외과의사의 기술적 문제

등으로 술 후 유방윤곽의 변형이나 기형, 유두유륜의 위치변경, 양측 유방간의 용적이나 윤곽의 차이 등의 문제점이 많아진다. 따라서 오히려 유방전절제술을 선호할 수도 있다. 최근에 이런 문제점을 해결하기 위해 외과의사와 성형외과의사의 협동으로 유방보존술 시행에 전통적 유방보존술과는 다르게 충분한 절제 범위를 확보하는 종양적 절제술 후 생길 수 있는 변형이나 기형을 미리 예방할 수 있는 미용술을 동시 또는 지연적으로 시행하여, 유방형태나 유두위치, 양측유방균형 등 유방의 형상을 좋게 하는 미용적 종양절제술이 점차 많이 시행되고 있고 환자도 만족하면서 선호도가 증가하고 있다.
□ 미용적 종양절제술 시행방법은 크게 몇 가지가 있다.

보통 유방용적의 20% 미만은 피부 밑을 파는 방법이고 20% 이상은 피부를 절제하는 방법을 사용한다.

① 유방절제부위의 남은 주위 조직에서 이동 변경하여 메꾼다.
　　· 가장 흔히 사용되고 즉시 시행이 된다.
　　· 자연적 유방형태에 큰 변화가 없다는 장점이 있다.

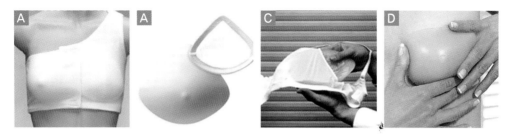

그림 17-10 A. 수술용 인공유방물, B. 인공유방물(부착형), C. 인공유방물(포켓트형), D. 부착형 인공유방 착용

- 큰 유방에 작은 결손부위 좋다
- 처진 유방에 좋다.

② 유방의 다른 부위나 타부위에서 이동교체하여 유방절제부위를 채운다
- 주로 피판을 사용한다–광배근 피판을 가장 흔히 사용한다.
- 작은 유방의 큰 결손부위에 좋다.
- 보통 지연시행이 많다.

③ 유두유륜 보존술
- 가장 최근의 방법이다.
- 유두유륜 주위에 암 침투가 없어야 한다.

성공적인 미용적 종양절제술은 환자선택과 관심, 의사의 수술 기술이 많이 관여한다.

4) 인공유방 삽입술(proshesis), 브라폼(braform)은 무엇인가

유방절제술 후 수술 부위를 압박하면 부종과 통증을 감소시키고 흉부에 안정감을 줄 수 있는데, 이러한 효과를 얻기 위해 고무 같은 가벼운 패드를 댄 수술용 브래지어를 착용한다. 단기적으로 수 주간 착용할 수 있고 장기적으로는 접착형 또는 자석형의 인공삽입물을 피부에 부착하고 그 위에 브래지어를 착용하거나, 특수 브라낭을 가진 브래지어에 인공유방을 삽입할 수 있는 보정형 외부유방형태를 착용할 수 있다.

　　인공삽입물은 플라스틱 또는 겔로 채운 실리콘 벽으로 된 인공유방이고 나일론, 고무 등 비실리콘도 있다.

　　주로 수술 2개월 후에 착용하고 보통 2년간 사용한다.

　　모양과 무게는 다양하고 착용해서 편안하고 몸에 맞는 것이 좋다.

□ 장점

− 여성적 외관을 유지한다　　　　− 체균형을 돕는다.

− 흉부와 반흔을 감춘다.　　　　− 브라가 이동 안되도록 한다.

− 척추굴곡이나 어깨 처짐을 막는다.

□ 한국 유방재건술(동시) 시행 통계

　　1996년−5.2%　　　　　　2000년−12.9%

　　2010년−31.9%

　　최근 피부보존유방절제 후 동시재건술 시행경향이 증가하고 있고 또 유두보존유방절제술 후 유방재건술도 점차 더 시행되고 있다.

□ 보형물 삽입술과 피판술의 비교

	확장술/보형물 삽입술	횡복직근 피판술
수술기간	1~2시간, 2회 (확장술, 보형물 삽입술)	4~8시간 1회
입원기간	1~2일	7일
회복기간	2~3주	3~6주
반흔부위	유방부위 (1)	유방부위, 하복부 (2)
비 용	더 적음	더 많음
초기결과	·비자연적−둥글고 올라감 ·단단한 느낌의 접촉감	·더 자연적 모양 ·연한 느낌의 접촉감
반대측 유방	보통 비대칭적 − 성형수술 필요	보통 대칭적 − 성형수술 불필요
지속기간	한정적, 10~15년	영구적

○ 유방재건술에 관한 기타 질문사항들

– 어느 방법이 가장 좋은 결과를 가져오나

– 수술 후 어떻게 보이는 지 사진을 볼수 있나

– 수술이 몇 번 필요하나

– 수술위험은 무엇인가

– 수술 후 피해야 할 행동들, 언제 정상으로 돌아오나

– 반흔이 있을 것인가–어디에, 어떻게 보이나

– 가격은, 보험이 되나

– 유방재건술 후 추적검사 시행에는 영향이 없나

– 보형물 내용물이 누출되거나 파열되는 경우 어떻게 처리하나

– 방사선치료 전에 필요시 유방보형물 삽입을 먼저 할 수 있나

– 유방재건술 부위가 시간이 지나면 어떤 변화가 있게 되나

– 유방재건술 부위에 접촉 감각은 어떤가

– 같은 종류의 유방재건술을 받았던 환자를 소개해 줄 수 있나

– 유두유륜성형술도 가능한가

– 미용적 종양절제술이 가능한가

– 체중 증감에 따른 재건술 부위의 변화는 있는가

18

방사선치료
Radiotheraphy

방사선치료는 고주파 X선의 암조직 내 침투를 유발하여 암세포를 살해하여 성장분열 능력을 상실하게 한다. 방사선치료는 세포성숙 주기별로 각각 다른 세포를 상대로 수 주간 진행한다.

□ 방사선전달에는 외부광선 방사선과 내부광선 방사선으로 나눈다.

□ 최근 초기암에 방사선투여 시간과 기간을 줄이는 가속유방방사선치료와 유방 일부분에 집중 조사하는 부분유방 방사선치료가 시도되고 있다.

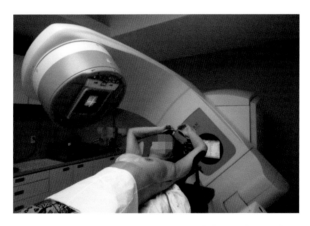

그림 18-1 방사선치료 : 외부광선 방사선치료–방사선광선이 체외부에 위치한 선상가속기에서 나와서 유방 피부를 지나 종괴 부위에 도달한다.

□ 방사선치료팀의 구성은 어떻게 하나
  · 방사선종양학과 의사 – 장치를 적절하게 작동시켜 방사량이 조사되도록 한다.
  · 의학 물리학자 – 방사량을 계산한다.
  · 방사선치료사 – 방사선치료의 위치선정과 방사선 운반을 한다.
  · 간호사 – 치료전 교육과 부작용을 설명한다.

1. 외부방사선치료는 무엇인가

□ 가장 많이 사용하는 표준치료로서 선상가속기(linear accelerator)에 의해 조사된다.
□ 보통 수술 후 1-2개월부터 시작하여 주 5회, 6주정도 시행한다. 수술 전 시행에는 수술 2-3 개월 전에 시행한다.
□ 항암제치료를 시행하는 경우에는 항암치료 끝난 후 3-4주에 시행한다.
□ 실제 치료는 몇 분간만 지속한다. 치료 중 통증은 없다.
□ 합병증은 부종, 태양열 피부변화, 피로, 무거움, 팔 부종 등이다.
□ 방사선치료 효과는 천천히 나타나지만 치료 끝난 후 수주 또는 수개월 지속된다.

2. 수술 후 방사선치료는 무엇인가

수술 후 유방암 재발을 방지하기 위하여 시행된다.

1) 종괴절제술 후 방사선치료

–수술 후 수개월 내지 수년 사이의 20-30%의 유방암 재발을 방지하기 위함이다.
–종괴절제술만으로는 재발율이 15-35%이나 보조방사선치료 후엔 5-15%로 재발률이 대폭 감소한다.

□ 방법:

    1. 통상분할전체유방조사법

      가장 흔히 쓰이는 방법으로 매일 1회 ,주 5회, 5-6주 시행한다.

    2. 소분할전체유방조사법

      1회 조사량을 증가시켜 총 13-16회, 3-5주 시행한다.

    3. 가속부분유방조사법

      종괴절제부위에만 하루 두 번 5일 내 시행한다.

      조기암에 시행한다.

□ 방사선치료 시행의 영향요소:

  – 유방의 크기

  – 결체조직질환

  – 폐질환

  – 임신

  – 과거 방사선치료 경력

  – 성형수술전 유방보형물은 방사선치료 효과와는 무관

2) 유방절제술 후 방사선치료

□ 흉벽재발 가능성의 고 위험요소가 있는 경우 시행한다.

  –액와림프절(+), 4개 이상.   –다발성

  –5cm이상 크기의 암   –림프혈관침투 양성

  –변연 암 양성   – 피부, 유두, 흉벽에 침투

□ 흉벽과 액와림프절에 조사법을 시행한다.

3. 방사선치료의 일반적인 시행과정은 어떤가

□ 치료 전:
· 방사선종양학과 의사가 방사선치료의 시행여부, 이익과 위험성을 설명한다.
· 방사선의 양, 조사부위, 동일한 부위, 치료 횟수가 중요하다.
· 모의치료 과정
  - 실제 치료받을 때의 자세로 환자를 고정한다.
  - 조사부위를 정하고 모의치료기 혹은 CT모의치료기를 이용하여 치료 계획을 위한 영상을 획득한다.
  - 매회 치료시 동일한 부위에 조사할 수 있도록 환자의 피부에 잉크로 표시하거나 문신을 한다.

□ 치료 중
  - 모의치료 후 2-4일에 조사문 확인 후 시작한다.
  - 선형가속기로 방사선을 전달한다.
  - 전체유방에 매일 1.8-2.0그레이씩 주 5회씩 5-6주간 총선량 45-50그레이를 조사한다.
  - 1회 치료시간은 5-10분 정도이다.
  - 전체유방조사 종료 후 종양이 있었던 부위로 범위를 축소하에 추가치료 5-10회, 총선량 10-20그레이를 조사한다.
  - 총 6-7주, 60-70그레이 조사된다.

□ 치료 후
  - 재발과 부작용유무 확인과 처치를 위해 외래를 정기적으로 방문한다.
  - 정상적 활동을 한다.
  - 특별한 주의사항은 없다.

○ **조사부위는 어디인가**
  - 유방(종괴절제술 후) 또는 흉벽(유방절제술 후)
  - 액와림프절: 1-3개에 시행. 4개 이상이면 쇄골상부까지 포함해야 한다.

– 내유림프절: 임상적, 병리적으로 확인된 경우

○ 최근 변화된 치료 방법들은 어떤 것이 있나 ★

· 소분할조사법 또는 가속부분유방조사법이 최근 시행되고 있다.

  – 총 치료 횟수 줄이고, 일회조사량은 늘리고 치료범위는 축소한다.

· 3차원 입체조형 방사선치료

  – CT모의치료기를 이용하여 3차원 영상을 얻은 후, 방사선치료계획을 위한 프로그램을 이용하여 표적부위에는 균일한 방사선이 조사되게 하고, 정상 장기(폐, 심장, 식도 등)에는 최소의 방사선이 조사되게 할 수 있다.

· 세기조절 방사선치료

  – 3차원 입체조형 방사선치료의 더 발전된 형으로서 사람이 정한 조건을 충족하게 조사량의 강도를 컴퓨터가 자동으로 조절하여 정상조직의 손상을 더욱 적게하는 방법이다.

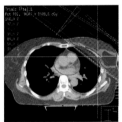
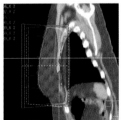
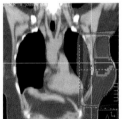
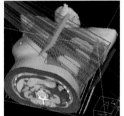

그림 18-2 3차원 입체조형 방사선치료의 횡단면, 관상면, 시상면에서의 선량분포도와 조감도: 좌측 유방 전체에는 50그레이의 방사선이 조사되나, 폐나 심장에는 최소한의 방사선이 조사되도록 컴퓨터 계획을 하였다.

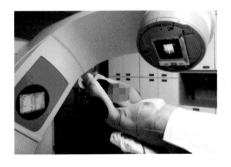

그림 18-3 모의방사선치료. 선형가속기와 비슷한 형태의 모의치료기 위에 놓인 고정장치에 환자가 누우면 치료팀이 자세의 재현성을 확인하고 레이저빔을 이용하여 환자의 피부에 잉크로 선을 긋거나 문신을 한다.

4. 방사선치료의 부작용은 무엇인가

□ 단기간: 급성. 치료 중에 발생한다.
  －피부손상－치료 시작 후 2-3주 후부터 발생한다.
        －홍반, 경도의 소양감, 탄력 감소, 벗겨짐, 물집
  －피로
  －유두의 부종과 과민 감각
□ 장기간: 수개월 후 발생하거나 지속된다.
  · 유방조직 섬유화와 위축   · 피부혈관 확장증
  · 방사선폐렴－건조한 헛기침, 저절로 줄어든다.
  · 림프부종－액와 부위의 광범위림프절제술 후, 방사선치료 후
  · 이식 부위 방사선 치료－이식 후 방사선치료는 가능하나 낭포성구축으로 외관상 변화가
    좋지않고 재건술을 방사선치료 후 시행하면 치유과정이 지연될수 있다.
  · 어깨 뻣뻣함   · 모유생산 장애
  · 심장과 기관지 손상 <1%   · 이차암 발병－젊은 층 <1%

5. 근접방사선치료(Brachytherapy)는 무엇인가

□ 방사선을 발생하는 방사선동위원소를 종양 부위에 가능한 가깝게 위치시켜 종양부위에만
  집중적으로 방사선을 조사하고 주위 정상조직은 방사선피폭으로부터 보호하고자 하는 방법
  이다. 즉, 비교적 작은 암의 암부위에만 제한적 방사선량으로 짧은 기간에 부분적으로 근접
  치료하는 가속 부분 유방 방사선치료이다.
□ 다발성 도관삽입법(간극방사선치료)이나 풍선달린 단일 도관삽입(맘모사이트)을 시행하고
  보통 한번에 10-15분, 하루 2번, 5일간 시행한다.
□ 실제 국내에서 사용되는 경우는 드물다.

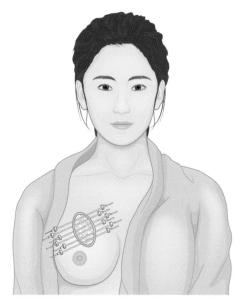

그림 18-4 근접방사선 치료의 다발성 도관삽입법 : 절제된 종괴주위 유방조직내 방사선동위원소가 주입된 플라스틱관을 고정시킴

○ **방사선치료에 관한 기타 질문사항들**

- 피부손상은 없는가, 있으면 관리는 어떻게 하는가
- 방사선치료를 같은 부위에 몇 번 받아도 되는가
- 방사선치료 후 체내에 남은 방사선이 주위 사람에게 영향이 있는가
- 방사선치료 기간에 운동을 해도 되는가
- 다른 치료와 병행이 되는가
- 치료 비용은 어느정도인가
- 치료 중 음식물 섭취는 어떤가
- 방사선치료 중 성생활은 가능한가
- 치료 중 아픈가
- 성형수술 전 또는 후에 방사선치료를 하는가
- 방사선치료가 효과적인지 어떻게 아는가
- 방사선치료로 암이 생기지 않는가
- 방사선치료 중 신체의 다른 부위는 보호되는가
- 정상활동 가능한가
- 일을 해도 되는가

전신치료

신체의 국소가 아니고 전신을 치료하는 것으로서 약물이 혈류를 통해 신체 여러 부위에 가서 작용하여 현미경적 암세포를 제거하여 전이를 줄이고, 기존 암의 성장을 줄이거나 금하기 위한 치료이다. 암의 성질과 개인적 특징에 기초를 두는 예후지수가 관여한다.

□ 암 상태에 따른 예후 요소들은 무엇인가
　· 1차 예후요소는 무엇인가.
　　　−암의 액와림프절 전이　　　　−5cm이상의 암 크기
　　　−연령이 35세 이하의 조기암　　−공격성 암
　　　−암 등급 : 고분화, 중분화, 저분화
　· 2차 예후요소는 무엇인가
　　　−호르몬수용체 양성 또는 음성: 양성이 예후가 좋다.
　　　−HER−2상태: 양성이면 더 공격적이다.
　　　−세포증식율: 유사분열하는 암세포의 %로서 높은 %는 빠른 성장을 의미한다.
□ 전신 치료계획의 의존 요소는 무엇인가
　−암의 병기와 성질　　　　−과거의 치료와 치료 반응
　−다른 의학적 문제　　　　−개인적 생각과 상황

1. 전신치료방법은 어떤 것이 있나

□ 항암제치료, 호르몬치료, 표적치료 등이 있고 3가지를 결합치료할 수 있다.
  −호르몬수용체 양성이면 호르몬치료를 주로하여 2-3가지 치료를 병용한다.
  −호르몬치료는 항암제치료 후에 사용한다. 동시 사용은 항암효과를 감소시킨다.
  −표적치료는 항암제치료 등 다른 치료와 동시에 사용하면 더 효과적이다.
□ 전신치료의 결정은 어떻게 하나
  −치료의 목표는 무엇인가−근치 또는 완화적 치료
  −반응률은 어떤가−종양이 축소될 확률, 마지막 6개월 동안 암성장이 없을 기회
  −암이 줄거나 성장하지 않는 반응기간은 어느 정도인가
  −제안된 치료가 생존기간을 얼마나 더 연장하는가
  −삶의 질을 향상시키는가−효과, 부작용, 정신적 사회적 고려
  −일어날 수 있는 부작용은 어떤 것인가
□ 전신치료가 필요한 경우나 조건은 무엇인가
  · 액와림프절 암양성−항암제치료, 호르몬치료 시행한다
  · 1cm이상 크기의 암. 5cm이상 크기의 암은 신보조요법으로 암 크기를 1-2cm로 줄여 유
    방보존수술 시행이 가능하다.
  · 타 부위 전이암: 원격, 때로는 국소
  · 관여요소−환자연령, 폐경여부, 호르몬수용체 존재여부
□ 전신치료의 치료시기는 언제인가
  · 국면 1−신보조요법−병리적 병기 전, 유방이 있다.
  · 국면 2−보조요법−병리적 병기 후, 수술 후

□ 보조적 전신치료

　· 고려사항은 무엇인가

　　　　－암 재발 방지를 위해 어떤 치료를 할 것인가

　　　　－보조치료가 생존율을 더 증가시키는가

　　　　－이익이 위험보다 더 큰가

　　　　－자식을 가지기를 원하는가

　· 치료선택에 고려사항들

　　　　－보조치료 없이 치유 될 기회　　　－보조치료의 이점

　　　　－부작용　　　　　　　　　　　　－의사와 상의하여 결정을 한다.

□ 전신치료의 효과는 어떻게 결정하나

　· 치료 후 증상, 신체검사와 여러 검사의 결과를 주목하므로 암 상태를 조종한다.

　· 암 상태의 판정목록 3가지: •감소됨 •성장함 •안정, 변동없음

　· 결과 – 완전절제 된 경우: 완치율의 증가

　　　　 – 전이암의 경우(4기): 생존기간의 증가, 종양 축소

　· 3가지 잘못 알려진 사항들

　　　 – 더 많은 치료가 효과가 더 좋다.

　　　 – 부작용이 많을수록 치료가 더 효과적이다. 좋게 느낄수록 효과가 적다.

　　　 – 먹는 약이 정맥주사보다 효과가 적다.

　· 사실에 의존한 치료선택을 결정함으로서 더 좋은 결과, 더 나은 삶의 질, 더 긴 생존기간

　　을 이끌 수 있다.

117

2. 보조전신치료의 지침(미국 국립 암 연구소) ★

위험도 분류 액와림프절 전이 없음		저위험: 10%이하재발 크기 <1cm, 호르몬수용체(+), 분화도-1 중 3가지	중간위험: 10-20%재발 크기 1-2cm, 호르몬수용체(+) 분화도-2 중 3가지	고위험: 20%이상재발 크기>2cm, 호르몬수용체(-) 분화도 2-3 중 3가지
폐경 전	에스트로겐수용체(+)	불요 또는 타목시펜	타목시펜+항암제 타목시펜, 난소제거	항암제+타목시펜 항암제+난소제거 항암제+난소제거+타목시펜
	에스트로겐수용체(-)	(-)	(-)	항암제치료
폐경 후	에스트로겐수용체(+)	불요 타목시펜 또는 아로마타제억제제 아로마타제억제제	타목시펜 또는 아로마타제억제제 아로마타제억제제 +/- 항암제치료	아로마타제억제제 아로마타제억제제+타목시펜 +/- 항암제치료
	에스트로겐수용체(-)	(-)	(-)	항암제 치료

○ 액와림프절 전이 있음

폐경 전	에스트로겐수용체(+)	항암제치료+타목시펜, 항암제치료+난소제거, 항암제치료+타목시펜+난소제거,
	에스트로겐수용체(-)	항암제치료
폐경 후	에스트로겐수용체(+)	아로마타제억제제 또는 타목시펜 그 다음 아로마타제억제제+항암제치료, 아로마타제억제제 또는 타목시펜 그 다음 아로마타제억제제
	에스트로겐수용체(-)	항암제치료

○ **전신치료 시작 전 기타 질문사항들**

- 왜 나에게 이 치료가 필요한가
- 무슨 약을 사용하는가
- 언제 치료를 시작하는가
- 약이 효과가 있는지를 어떻게 아는가
- 입원해야 하는가
- 정상활동에 영향받는가

– 운전할 수 있는가

– 임상시험은 맞는가

– 항암제치료와 호르몬치료는 어느 것을 먼저 시작하는가

– 방사선치료와 호르몬치료는 어느 것을 먼저 시행하는가

– 표적치료를 항암제치료와 방사선치료와 동시에 사용할 수 있는가

항암제치료

chemotherapy

항암제치료는 DNA합성과 세포분열능력을 방해하여 암세포를 살해하는 약을 사용하여 치료하는 것이다. 항암제가 정상세포와 암세포를 확실하게 구별 못하기 때문에 빨리 분열하는 정상세포도 일부 손상되어 부작용을 초래한다.

☐ 나이, 병기, 암 형태에 따라 적절한 치료방법을 선택하여 어떤 약제를 어떤 용량강도로 치료할 지 결정한다.

환자들은 항암제치료가 부작용으로 심히 고통스럽다는 것을 알고 약물치료 받기를 두려워하나 약물치료를 필요에 따라 받는 것이 재발감소와 생존율의 증가에 필수적이다.

1. 치료종류에는 어떤 것이 있나

☐ 보조요법:

· 수술 후 남아있을 지도 모르는 잔존 암세포를 소멸하기 위해 사용한다. 치유율이 25% 증가한다.

· 유방암, 림프절 전이 양성, 혈관전이 양성에 대한 전신치료이다.

· 보통 수술 후 3-4주에 시작한다.

☐ 신보조요법(선행항암제치료):

· 수술 전 큰 종양의 크기를 줄여 유방보존술과 같이 더욱 축소적인 수술을 시행할 수 있다. 아

울러 전이를 줄여 근치수술이 더욱 가능하다. 염증성유방암과 3중음성암도 포함된다.

· 약제는 보조요법과 거의 같고 4개월 정도 걸리나 최소한 3~4회 이상 시행한다. 암의 약물치료 반응은 의사가 자기공명사진으로 종양크기의 변화로 치료반응을 2개월간 관찰하고 평가한다. 반응이 없으면 다른 약물로 교체하거나 바로 수술을 시행할 수 있다.

· 보조요법만큼 생존율이 확실하다. 크기감소: 80%, 암소실: 36%

· 술후 항암제치료의 효과를 미리 예측할 수 있다.

· 술후 방사선치료는 처음의 종괴크기가 5cm이상이면 시행한다.

○ **함암제치료의 적응증은 무엇인가**

· 종괴크기가 2cm이상   · 조직학적으로 고등급

· 림프절 전이 양성–진찰상, 사진상   · 3중 음성암

· 세포증식율 상승   · HER-2 양성암

· 진행유방암   · 원격전이암

1) 항암제치료 준비는 어떻게 하나

· 수일 내지 한 주 휴업. –직업이 있는 경우 치료준비 및 치료수행을 위해 권유된다.

· 치과방문–치아감염예방, 구강통증과 구강건조 관리 등을 점검한다.

· 자궁경부 세포검사를 한다.

· 심장검사–아드리아마이신, 허셉틴 사용 경우에 시행한다.

· 가발 구입–탈모에 대비한다.

· 치료 시작전 준비사항은 무엇인가

  –병원으로 왕래할 운송수단을 정한다

  –어린 자식의 돌봄요청을 확인한다.

  –가정에 수일간 먹을 음식을 준비하고, 상할 수 있는 식재료와 조리한 음식 등은 냉동한다.

  –하루 8-10컵의 물을 섭취한다.

  –출발 전에 치료에 동행할 동반인을 미리 구한다.

· 항암치료 동안 음식물섭취는 어떻게 하나
　－물을 많이 마신다(치료 후 24-40시간 동안 화학물질을 배설시키는 역할)
　－금주한다.
　－먹기 편하고 소화되기 쉬운 편안한 음식물을 오래 씹는다
　－배고플 때보다 시간에 맞추어 먹는다
　－치료가 한 시간 이상 걸리거나 병원이 멀면 건강한 음식과 가벼운 음식을 섭취한다.
　－세균이 많이 포함된 것 같은 비위생적 음식물을 피한다. 항암제치료 동안 면역반응 저하로
　　인한 백혈구수 감소로 감염 위험도가 증가한다.

2) 사용약제의 분류는 어떻게 하나 ★

1) 알킬레이터(alkylator)-DNA와 직접 결합하여 DNA 복제를 방지한다.
　　　　　　　　　　－사이톡산(사이크로포스파마이드)
2) 안트라사이클린(anthracycline)-DNA복제를 금한다.
　　　　　　　　　　　－아드리아마이신(독소루비신), 엘렌스(에피루비신)
3) 탁산(taxane)-세포분열 정지를 유도한다.
　　　　　　　－탁솔(파클리탁셀), 탁소테어(도세탁셀)
4) 항대사물질-새로운 DNA합성에 필요한 효소를 정지시킨다.
　　　　　－메토트렉세이트, 플루오로우라실

2. 약물 종류는 어떤 것이 있나

□ 보조항암에 사용되는 표준 병용약제
　－사이톡산, 아드리아마이신, 플로오로우라실(CAF)
　－아드리아마이신, 사이톡산(AC)
　－아드리아마이신, 사이톡산 -〉 탁산(AC-〉T)

-아드리아마이신, 사이톡산, 탁산(TAC)

-탁산, 사이톡산(TC),

-아드리아마이신, 탁산(AT)

-사이톡산, 엘렌스, 플루오로우라실(CEF) -〉탁산(T)

-사이톡산, 메소트렉세이트, 플로오로우라실(CMF)

-탁산, 카페시타빈

-탁산, 카르보플라틴, 허셉틴(TCH)

□ 종류의 선택

-CMF는 초창기의 항암약제이고 그 후 FAC, FEC, AC 등이 사용되다가 림프절전이가 있으면 탁산을 추가하는 방법으로 진행되어 왔다.

-최근 AC+T가 가장 흔히 사용되는 용법으로 AC-매 3주 4회, T-매 3주 4회의 용량강화 AC-〉T, 또는 AC-매 3주 4회, T-매주 12회의 ACT 방법이 있다.

-2차 약제로는 도세탁셀, 파크리탁셀, 비노렐빈, 카페시다빈(젤로다), 젬시타빈을 사용한다.

표 21-1 수술가능한 병기의 유방암(HER2음성)의 표준보조항암제치료 요법(미국국립암연구소) ★

방식	주기수와 기간(날)	사이톡산 (mg/m²)	5-에프유 (mg/m²)	독소루비신 (mg/m²)	파크리탁셀/ 도세탁셀(mg/m²)
CAF	6×21	500, IV d1	500, IV d1	50, IV d1	
AC	4×21	600, IV d1	–	60, IV d1	
용량강화 AC-T	4(AC), 4(T)×14	600, IV d1	–	60, IV d1	P: 175, IV d1
TAC	6×21	500, IV d1	–	50, IV d1	D: 75, IV d1
TC	4×21	600, IV d1	–		D: 75, IV d1

A: 독소루비신(아드리아마이신), C: 사이클로포스파마이드(사이톡산), D: 도세탁셀, FU: 플루오로우라실, P: 파클리타셀, T: 탁솔, IV: 정맥주사, d: 날

3. 투여방법은 무엇인가

항암제는 각자 작용이 다르므로 여러 약제를 연속적으로 병합 사용하여 여러 방법으로 약제 저항력을 줄이면서 암세포를 살해하도록 하는 것이 가장 효과적이다.

□ 방법 : 주기로 투여한다. 1주기는 2~3주마다이고 보통 4~6주기로서 3~6개월 동안 시행한다. 사용약제 종류에 따라 주기 첫날 약제투여 후 첫 주는 구역과 식욕상실, 둘째 주는 피로, 감염의 민감이 주 부작용이고 셋째 주는 신체적 회복단계의 과정을 거치므로 몸 상태의 회복을 위해 유약 기간을 가졌다가 다음 주기의 시작일에 동일 약제를 재 투여한다.

□ 용량 강화 요법 – 휴약기를 3주에서 2주 주기로 바꾸면서 약 용량을 증가한다. 부작용이 증가할 수 있지만 골수성장요소 약제의 개발로 시행이 가능해졌다.

□ 주입경로: · 경구 투여
　　　　　　 · 정맥: 도관정맥, 메디포트(mediport), 펌프

□ 장소: 병원입원, 외래, 집, 최근 입원은 적다.

□ 모든 약물치료는 적절한 효과를 얻기 위해 예약을 지켜야 한다. 혈액검사상 백혈구(중성구) 수와 적혈구 수 또는 혈소판 수치가 적으면 치료지연을 할 수 있다.

□ 항암제치료로 치유율을 50%증가시키고 재발율도 60%에서 20%로 감소된다. 특히 50세 이전이 50세 이후보다 더 효과적이다(그림 19-1).

○ 수술 전 항암제치료 장단점은 무엇인가

· 장점
　　－전신요법을 조기에 시작한다.
　　－수술 후 암의 급격한 성장을 막는다.
　　－종양으로 가는 혈관이 정상적인 상태에서 항암제치료가 시작된다.
　　－치료에 대한 반응을 직접 관찰측정한다.
　　－종양과 림프절의 병기를 낮출 수 있다.
　　－국소요법의 범위를 줄인다.

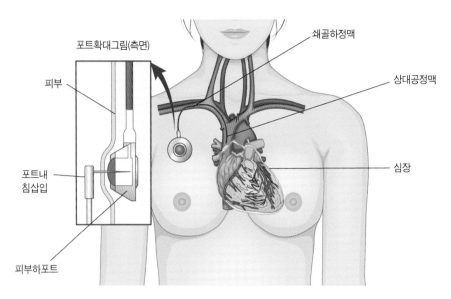

그림 19-1 수술로 피하에 포트를 심고 도관을 중심정맥으로 넣어 장기간 주기적으로 약물주입이 가능

  −유방보존술의 비율을 높인다.
  −항암제치료의 효과를 미리 직접 평가하는 모델이다.
· 단점
  −국소요법(수술)의 시작이 지연된다.
  −약제에 대한 내성이 유도될 수 있다.
  −임상적 병기이므로 병리적 병기보다 부정확하다.
  −수술과 방사선요법으로 인한 부작용이 증가한다.

4. 항암제치료의 부작용은 무엇인가

□ 급성과 만성 부작용으로 구분한다.
□ 약의 종류, 약, 기간과 나이에 따라 다르다.

□ 특히 혈구세포 머리털, 소화기세포가 빨리 분열하면서 손상이 잘 된다.

□ 단기간 부작용

    −피로   −구강 동통   −구토, 구역

    −식욕부진   −구강 내 맛의 변화

    −혈액형성 세포 수의 감소: 백혈구 수 감소 → 감염, 혈소판 수 감소 → 출혈, 적혈구 수 감소
       → 피로, 빈혈

    −탈모: 주사 후 10~14일 부터 발생하고 가역성이다. 약제: 탁산, 아드리아마이신 등

    −피부의 손발증후군: 손, 발 피부의 적갈색 변색, 물집 등 변화, 저림 또는 통증. 약제: 카페
                         시타빈, 에피루비신 등

    −심장손상: 아드리아마이신, 에피루비신

    −말초 신경병증: 통증, 손발저림, 감각장애. 약제: 탁산, 플라티늄

□ 작은 부작용: −치아 파괴, 치주염   −손톱 손실과 검게 변색
                    −태양에 과도한 민감   −혈관의 검은 변색

□ 장기간 부작용

    −난소기능 장애: 40세 이후 무월경, 사이톡산에 심함   −골다공증, 골절위험

    −성기능 장애: 에스트로겐 수준을 크게 낮춘다.   −간 독성, 폐 손상

○ 항암제 치료 중 또는 후의 식사요령 :

· 암 예방을 위한 식사와는 달리 높은 열량요구가 있고 식욕부진이 동반되므로 고기단백질과 좋은 지방이 많이 포함된 영양가 있는 음식이 필요하다. 그러나 과체중이나 비만은 오히려 불리하다.

· 혈액검사에서 백혈구 수치가 낮으면 날것 또는 요리안된 고기나 계란 또는 상점 음식을 피하고 주로 야채와 과일을 깨끗이 씻고 껍질을 벗기고 먹는다.

· 가정에서 취급하는 안전한 음식물을 사용한다.

· 물을 하루 6−8번 정도 많은 양을 마신다. 약물의 신장배설을 촉진한다.

· 입안이 아프면 산성 음식물은 피한다.(감귤류, 레몬, 오렌지 등)

· 술을 피한다.

· 의사의 지시없이 아무 약물이나 영양보충제, 비타민, 한약 등의 사용은 금하는 것이 좋다.
· 항산화제는 암 예방에 유효하나 항암제치료 중에는 암세포의 살해능력이 감소되므로 피한다.

○ 항암제치료가 월경에 미치는 영향은 무엇인가

· 생식계에 영향을 미쳐서 일시적 또는 영구적으로 폐경이 올 수 있다.
· 난소에 영향을 주어 불임 유발–나이가 들수록 증가한다.
· 폐경은 월경 주기소실과 안면홍조가 있으면 의심한다.
· 항암제치료 중 임신을 피하기 위해 비호르몬 피임법(예:콘돔)을 사용한다.

○ 항암제치료 중 주의 사항은 무엇인가

· 저백혈구증에 의한 감염을 예방한다
   –백혈구검사(중성구)을 주기적으로 확인하여 감소여부 조사한다
   –백혈구생산촉진제를 사용하여 백혈구를 증가시킨다
   –열이 있으면 응급실로 바로 방문한다.
· 휴직이나 격리는 필요없다.
· 바이러스감염 예방–손씻고 얼굴을 씻어 코와 목에 바이러스 침입 막는다.
· 감기 걸리면   –기관지염 있으면 항생제 투여한다.
                    –단순한 감기로 치료를 중단할 필요는 없다.
· 먹는 음식: –가벼운 음식, 치료전과 치료 후 물 많이 마신다.
                  –밥맛은 4주 후 회복된다.
· 운동과 성생활–가능하다
· 치과–염증치료는 항암치료 시작 전 또는 후 1–2일에 가능. 치석치료술은 항암제치료 끝난
         후 시행한다.
· 자궁질검사–항암제치료가 끝난 수개월 후 시행한다.

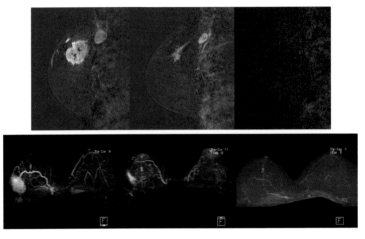

그림 19-2 유방우상부 침투성 유관암 환자에 1차, 2차에 걸친 신보조항암제치료 후 그 반응에 대한 자기 공명사진(MRI)상의 변화. 암종괴의 크기가 처음 54mm에서 1차 치료 후 31mm로 줄었고 2차 치료 후 완전히 소실되었다. 사진상 종괴가 소실되었더라도 그 부위에 현미경검사상 암세포가 남아있다면 종괴절제술을 시행하여야 한다.

○ 항암제치료에 관한 기타 질문사항들

· 항암제치료는 주로 어떤 약제를 어떻게 사용하는가

· 항암제치료는 언제 시작하는가

· 항암제치료를 받는 중의 느낌은 어떤가

· 치료 간격은 얼마인가, 한 번 치료는 얼마나 걸리는가

· 부작용은 어떤가

　–부작용의 종류는 어떤 것이 있는가

　–부작용이 항암제치료를 방해하는가

　–어떤 부작용을 의사에게 즉시 보고해야 하는가

· 항암제치료가 임신에 영향을 주는가

· 항암제치료 중 비타민, 한약제 또는 보충약제 복용을 중단해야 하는가

· 항암제치료 중 운전해도 되는가

· 감기에 걸려도 항암제치료 계속 가능한가

· 항암제치료의 임상시험 참여가 가능한가

호르몬치료
Hormonal therapy

에스트로겐호르몬 상승이 유방암발병 위험을 증가시키므로 에스트로겐 효과를 차단 또는 에스트로겐 양을 줄이는 조치를 취하는 것이다. 생활습관, 유전, 외부 에스트로겐 노출 등이 유방암 발병에 영향을 끼친다. 좋은 에스트로겐은 암성장을 금하지만 나쁜 에스트로겐이 좋은 에스트로겐을 이긴다.

□ 에스트로겐과 암 발생의 관련성은 어떤가
· 외부 에스트로겐과 내부 에스트로겐 2가지가 있다. 전체 에스트로겐이 중요하다
· 비만 → 지방 상승(간접위험요소) → 에스트로겐 상승(직접위험요소) → 암 발생 위험 증가
· 배란 횟수 증가 → 에스트로겐 상승 → 암 발생 위험 증가
· 늦은 초경과 조기폐경, 임신 → 에스트로겐 하강 → 암 발생 위험 감소
· 유방암 진단 후 에스트로겐 투여 중단. 항에스트로겐, 타목시펜 투여 등은 암 발생 위험을 50% 감소시킨다(그림 21-1).

1. 호르몬치료 적응증은 무엇인가

□ 호르몬수용체가 반드시 양성일 때 효과가 있다

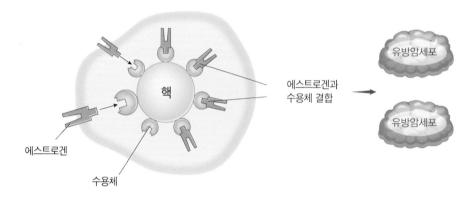

에스트로겐

핵

수용체

유방암세포

에스트로겐과
수용체 결합

유방암세포

그림 21-1 에스트로겐이 세포표면과 핵내에서 수용체와 결합하여 암세포 성장과 증식을 촉진한다.

　–에스트로겐 효과를 차단 또는 양을 줄이는 조치로 암 예방을 목적으로 시행
　–수술 후 암 재발 또는 전이된 경우의 전신요법으로 시행
　–보조치료로 시행하거나 때로는 신보조치료로 3–6개월 시행
▢ 호르몬치료의 대상이 되는 유방질환들
　–침투성　유방암　　　–재발 유방암
　–진행성 전이암　　　–유방암 위험증가–강한 가족력, 암 유전자 이상
　–유관상피내암

○ 호르몬 치료의 시행은 어떻게 하는가

▢ 시작은 유방암의 공격성에 따라 몇 주 지연시켜도 된다–항암제치료 후 호르몬치료를 시작
하고, 호르몬치료는 수년간 시행하므로 천천히 몇주 정도 지연해도 된다.
▢ 호르몬치료는 5–10년 사용한다. 조기암은 5년 시행한다. 호르몬수용체(양성)인 전이암의 경
우 호르몬치료의 효과가 보이는 한, 부작용이 없는한 계속 시행한다.
　·특수상황에서의 선택사항
　⑴ 종양 등급: ·에스트로겐 수용체(–),고등급–항암제치료 시행

· 에스트로겐 수용체(+),저등급–호르몬치료 시행

· 에스트로겐 수용체(+),고등급–항암제치료+호르몬치료 시행

(2) 폐경상태: ① 폐경 전의 호르몬치료 선택

　　　　–타목시펜: 에스트로겐 활동 차단

　　　　–수술(난소절제술): 난소가 만드는 에스트로겐 감소

　　　　–항체호르몬 분비호르몬: 난소에 의해 만들어진 에스트로겐 양의 감소

　　　② 폐경 후의 호르몬치료 선택

　　　　–아로마타제 억제제: 만들어진 에스트로겐으로부터 몸을 방어

　　　　–타목시펜, 파스로텍스, 고단위 에스트로겐(디에틸스틸베스테롤)

(3) 의학적 병력을 청취하고 의사는 호르몬치료의 이익과 부작용간의 균형을 판단한다.

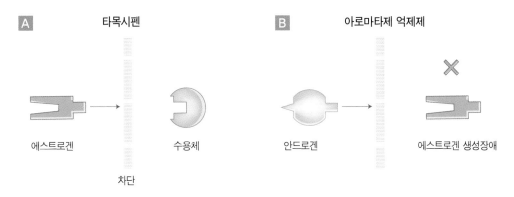

그림 21-2 호르몬치료 약제의 작용. A. 타목시펜이 에스트로겐의 수용체 결합을 차단하고 대신 결합, B. 아로마타제 억제제가 안드로겐에서 에스트로겐으로 전환을 차단

2. 약물은 어떤 종류가 있는가

1) 타목시펜(tamoxifen)은 어떤 약인가

□ 가장 많이 사용한다–생존 연장, 재발 감소, 반대유방의 암발생 감소의 효과가 있다
□ 암세포에 대해 에스트로겐 작용을 차단하는 약이고 에스트로겐 수용체 양성에만 사용한다.
□ 암 위험을 40–50% 감소시킨다.
□ 선택적 에스트로겐 수용체 조정자로서 역할한다.
　· 이중성질:
　　– 항에스트로겐 역할: 암세포 활동 차단
　　– 에스트로겐 역할: 자궁이나 골에는 에스트로겐 활동을 중지시킨다.(자궁내막증 유발)
□ 임신 중에는 태아 손상이 생길 수 있으므로 사용을 금한다.
□ 수술 후 5년간 매일 알약 또는 액체약을 복용한다. – 1알(200mg), 1일 1회
□ 부작용:
　　– 피곤, 홍조, 질 분비물 감소, 혈전 생성, 체중 증가, 골격근동통, 조울증
　　– 자궁내막암 발생 증가, 월경 중단.
　　– 골조직 변화: 폐경 후–골치밀도 증가(강해짐)
　　　　　　　　　폐경 전–골조직 희박(약해짐)
□ 재발율: 40–50% 감소한다. · 사망율: 30% 감소한다(그림 21-2A).

2) 파스로덱스(풀베스트란트)는 어떤 약인가

□ 에스트로겐 수용체를 파괴·손상시켜 세포의 호르몬 효과를 무감각하게 만든다.
□ 폐경 후 타목시펜에 반응 없는 경우나 전이암에 사용한다.
□ 1달에 1번 둔부에 주사한다.

3) 아로마타제억제제(aromatase inhibitor)는 어떤 약인가

- □ 에스트로겐을 저 수준으로 낮춘다. 폐경후 부신, 지방, 간, 근육, 뇌 등에서 안드로겐을 에스트로겐으로 전환시키는 아로마타제효소의 생산을 차단시킨다.
- □ 폐경전에는 에스트로겐이 있기 때문에 효과가 없고 폐경후에 에스트로겐 작용이 없을 때 사용한다.
- □ 에스트로겐 수용체 양성에서만 사용한다.
- □ 타목시펜 보다 더 효과적이다.
  1) 반응율이 더 좋고 무병생존율이 5%증가한다.
  2) 자궁암 발병위험이 더 감소한다.
- □ 방법: −타목시펜 2−3년, 아로마타제억제제 5년,
  − 타목시펜 5년, 아로마타제억제제 5년,
  −아로마타제억제제 5년
- □ 종류: 아나스타졸(아리메덱스), 레트로졸(페마라), 엑스메스탄(아로마신)
- □ 타목시펜 5년 사용 후 아로마타제억제제를 특히 림프절 전이가 있을 경우 연장보조요법으로 사용하여 재발율과 사망율을 감소시킨다(그림 21−2B).

4) 메게이스(Megace)란 무엇인가

프로게스테론제제이다
전이암에서 타목시펜, 아로마타제억제제 사용 후 3−4선의 치료약이나 거의 사용하지 않는다.

3. 수술적 호르몬치료인 난소제거(ovarian ablation)는 무엇인가

- □ 방법:
  여러가지 방법으로 난소에서의 호르몬생산을 중지 또는 차단시킴으로 폐경 전 에스트로겐

수치를 변화시키는 것이 목적이다.

1) 수술–난소절제술로 난소를 제거한다

2) 방사선조사–난소를 파괴시킨다

3) 난소억제주사치료–생식샘자극호르몬 분비를 억제하여 난소에서 에스트로겐 분비를 차
　　　단한다.

□ 약제종류 –고세레린, 졸라덱스, 루포론

□ 효과 · 일시적 폐경, 75%에서 월경 회복한다.

　　　 · 에스트로겐 수용체 양성에 타목시펜과 병합하면 더 효과적이다.

　　　 · 에스트로겐 수용체 양성에 항암제치료와 비교하여 효과가 유사하다.

　　　 · 1년마다 골밀도 검사와 여성호르몬 수치 검사를 시행한다.

4. 약제에 따른 부작용들은 무엇인가

□ 선택적 에스트로겐 수용체 조정약(타목시펜)

　　–자궁암 발병 위험 증가(〈1%)

　　–혈전과 뇌일혈 위험 증가

　　–불규칙 월경주기

□ 아로마타제 억제제(아리메덱스, 페마라)

　　–골약화와 골절 위험 증가　　–근육관절 통증과 뻣뻣함

　　–혈전과 뇌일혈 위험증가　　–콜레스테롤 상승

□ 에스트로겐 수용체 파괴(파스로덱스)

　　–골약화와 골절 위험 증가　　–위장장애, 두통

□ 난소기능 억제(졸라덱스)

　　–조기폐경 초래　　　　　　　–골약화와 골절 위험 증가

○ 모든 호르몬 치료에 흔한 합병증은 어떤 것이 있나

- 안면홍조
- 질건조증
- 에너지 소실, 피로
- 구역질
- 성욕감퇴
- 기분전환
- 체중 증가
- 우울증, 근심, 공황
- 골전이 통증

○ 호르몬치료와 병합치료의 의미는 무엇인가

· 방사선치료와는 병합하여 치료할 수 있다.
· 항암제치료와 동시에 시행하면 항암치료 효과를 감소시킬 수 있어 항암제치료가 끝난 후에 호르몬치료를 시행하고, 표적치료와 동시에 사용할 수 있다.

○ 호르몬치료에 관한 기타 질문사항들

- 암이 호르몬수용체 양성인가
- 타목시펜이 나에게 효과적일 수 있는가
- 폐경기에는 아로마타제억제제가 타목시펜보다 더 효과적인가
- 폐경 전에 항암제치료와 상관 없이 난소억제 후보가 되는가

Chapter

표적치료

target therapy, 항 HER-2치료

유방암에 사용되는 표적치료는 HER-2(human epidermal growth factor receptor-2, 표피성장인자수용체) 세포전달의 경로를 표적으로 하여 공격하여 암과 싸우는 것을 돕는 면역치료이다. HER-2는 정상세포와 암세포에 나타나는 단백질로서 세포의 성장인자와 결합하는 성장인자 수용체를 가지는 종양유전자이다. 일부 환자에서 HER2가 세포조직 검사상 과발현되면 양성으로 표시하고, 이 HER-2 양성은 더 많은 수용체가 형성되면서 암세포의 성장조절이 통제되지 않고, 더 빠르고 공격적이어서 예후가 좋지 않다.

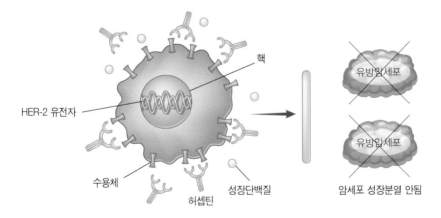

그림 22-1 HER-2 과발현 암세포를 허셉틴으로 표적치료 : 허셉틴이 성장단백질 대신에 수용체와 결합하여 세포의 성장과 분열을 차단함

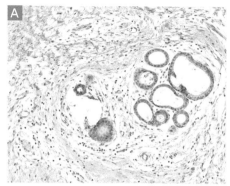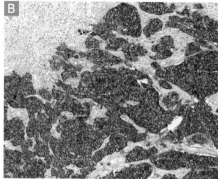

그림 22-2 A. 정상: Her-2 음성, B. Her-2 과발현: 강하게 세포막 따라서 염색되는 강양성 ★

□ HER-2 과발현 양성은 유방암 환자의 20-25%에서 발견되고 유전은 아니다. 암조직에서 면역조직화학염색방법과 형광동소보합법으로 검사한다.

□ HER-2를 공격하는 표적치료제는 부작용이 적고 항암제치료와 같이 사용하면 항암제치료의 효과를 상승시켜서 암의 성장지연과 축소, 생존율 증가를 보인다. 호르몬 수용체 양성이면 호르몬치료와 병용치료도 같은 효과를 볼 수 있다.

1. 종류는 무엇인가

□ 트라스투주맙항체(허셉틴)-가장 효과적이다.
　-단일크론항체로서 HER-2라는 성장촉진단백질에 부착하여 HER2 수용체를 차단하여 세포성장을 차단한다.
　-항암제치료 또는 호르몬치료와 병합 가능하다-재발 가능성이 50% 감소한다.
　-보조항암치료의 경우 1년 사용, 매주 또는 3주마다 투약, 정맥주사
　-부작용: 경한 심부전, 오심, 구토, 설사
□ 라파터닙(타이커브)-허셉틴에 반응이 적을 때 사용한다.
□ 허셉틴투여 방법의 종류는 무엇인가

−침윤성 유방암에 HER−2 양성이면 허셉틴+항암제치료

    1. 아드리아마이신+사이톡산 4회, 탁소테어+허셉틴 4회, 허셉틴 1년

    2. 탁소테어+카르보플라틴+허셉틴 6회+허셉틴 1년

    3. 아드리아마이신+탁산 병용요법+허셉틴 1년

−항암제치료+허셉틴으로 재발 가능성을 50% 감소시킨다.

○ 표적치료에 관한 기타 질문사항들

  · 표적치료는 어떤 경우 시행하나

  · 표적치료에는 어떤 종류가 있나

  · 다른 보조치료와 병용이 가능한가

  · 표적치료의 부작용은 없나

Chapter

전신치료의 중요 약제들

1. 항암치료

□ 카페시타빈(젤로다), 경구
   · 사용: 안트라사이클린과 탁산에 저항성인 전이암
   · 작용기전: 체내에서 5-FU로 전환, DNA와 RNA합성 방지
   · 부작용: 구역질, 설사, 손발 저림, 피로, 빈혈, 면역 저하,
□ 사이클로포스파마이드(사이톡산), 정맥 또는 경구
   · 사용: 원발암과 전이암
   · 작용기전: 암세포 성장방해
   · 부작용: 불임, 탈모, 방광염, 면역 억제
□ 도세탁셀(탁소테어), 정맥
   · 사용: 일차암 치료 후 국소진행성 또는 전이암
   · 작용기전: 세포분열 억제
   · 부작용: 체액저류, 면역 억제, 탈모, 손발감각 장애
□ 독소루비신(아드리아마이신), 정맥
   · 사용: 일차암과 전이암

· 작용기전: DNA합성 억제

· 부작용: 구역질, 탈모, 면역 저하, 심장손상, 백혈병 위험 증가

□ 에피루비신(엘렌스), 정맥

　· 사용: 일차암과 치료와 전이암

　· 작용기전: DNA합성 억제

　· 부작용: 구역질, 탈모, 면역 저하, 심장손상, 백혈병 위험 증가

□ 에토프사이드(베페시드), 경구

　· 사용: 전이암

　· 작용기전: 세포분열 정지

　· 부작용: 면역 저하, 구역질, 설사

□ 5-에프유(5-FU), 정맥

　· 사용: 일차암과 전이암

　· 작용기전: DNA와 RNA합성 방어

　· 부작용: 구역질, 설사, 손발저림, 피로, 빈혈, 면역 감소, 적은 탈모

□ 메토트렉세이트, 정맥

　· 사용: 일차암과 전이암

　· 작용기전: DNA합성과 수리 방해

　· 부작용: 면역 억제, 구역질, 소화기 장애, 독감 증상

□ 파클리탁셀(탁솔)

　· 사용: 전이암, 초기암

　· 작용기전: 세포분열 억제

　· 부작용: 체액저류, 면역 억제, 탈모, 손발 감각 소실

□ 비노렐빈(나벨빈)

　· 사용: 전이암

　· 작용기점: 세포분열 억제

　· 부작용: 구역질, 설사, 손발저림, 피로, 빈혈, 면역 감소

□ 젬시타빈(젬자)

· 사용기전: 전이암
· 작용기전: 세포분열 억제
· 부작용: 발열, 발진, 면역 감소

2. 표적치료제

□ 베바시주밥(아바스틴), 정맥
  · 사용: 전이암에 항암제와 병용
  · 작용기전: 종양에 영양을 공급하는 혈관과 혈관내피성장인자 차단
  · 부작용: 장천공, 상처 치유 문제, 출혈
□ 트라스투주맙(허셉틴), 정맥
  · 사용: HER-2 과발현의 전이암
  · 작용기전: 종양세포 성장을 억제하기 위해 성장요소 수용체인 HER-2차단
  · 부작용: 심장기능저하, 설사, 피로

3. 호르몬치료제

□ 타목시펜(놀바덱스), 경구
  · 사용: 일차암과 전이암의 예방과 치료
  · 작용기전: 유방내 에스트로겐 차단하는 선택적 에스트로겐 수용체 조정자
  · 부작용: 안면홍조, 질건조, 혈전위험 증가, 자궁내 암 발병
□ 레트로졸(페마라), 경구
  · 사용: 폐경 후 일차암과 전이암
  · 작용기전: 에스트로겐의 생산을 차단하는 비스테로이드 아로마타제 억제
  · 부작용: 안면홍조, 골손실, 관절근육통, 탈모

□ 아나스트로졸(아리미덱스), 경구
- 사용: 폐경 후의 일차암과 전이암
- 작용기전: 유방 내 전구호르몬의 에스트로겐 전환요소인 아로마타제 활성 억제
- 부작용: 골절, 근육과 관절통증, 안면홍조

□ 엑세메스테인(아로마신)
- 사용, 작용기전, 부작용: 아나스트로졸과 유사

□ 고세레린(졸라덱스), 정맥
- 사용: 폐경 전의 전이암
- 작용기전: 난소휴지를 위해 항체호르몬과 낭포자극호르몬 방출 차단
- 부작용: 안면홍조, 질건조

□ 풀베스트란트(파스로덱스), 정맥
- 사용: 폐경 후 전이암
- 작용기전: 에스트로겐 차단
- 부작용: 두통, 안면홍조, 소화기 장애

□ 루프로라이트(루푸론)
- 사용: 폐경 전 또는 후의 호르몬수용체 양성에 사용
- 작용기전: 난소휴지 위해 황체호르몬과 낭포자극호르몬 방출 차단
- 부작용: 안면홍조, 질건조, 성욕감퇴

임상시험

Clinical trial

임상시험은 의학적 특수한 질문에 해답을 얻기 위하여 환자에게 시행하는 의학적인 실험과 정이고 의사에 의해 권유되어진다. 여러 형태가 있지만 주로 치료법에 대한 임상시험이 많다.

치료법에 대한 임상시험은 새로 개발된 항암제, 기존에 알려진 약물과의 병합요법, 수술이나 방사선치료의 새로운 시도 등 전혀 새로운 치료의 효능을 검사한다. 암 치료에서는 항암제의 효과나 내구성, 암 치료에의 영향, 생존결과, 삶의 질 등을 검사한다.

임상시험은 앞으로 표준치료가 되기 위한 연구이고 유방암 치료에 오늘날 많이 사용되는 치료의 효능은 모두 과거의 임상시험의 결과를 통해 증명되어 왔다.

1. 임상시험에 참여하는 이유는 무엇인가

□ 임상시험 등록 전에 이 연구의 목적이 무엇인가와 현재 표준치료와 어떻게 다른가를 이해하는 것이 대단히 중요하다.

□ 참여의 이점은 무엇인가

  –환자의 암에 대한 최근 지식을 충분히 가지고 있는 의사로부터 더 좋아질 수 있는 치료법을 시행받을 수 있다.

  –환자의 건강 상태를 정기적으로 상세히 감시받을 수 있다.

　　　－효과가 있으면 그 치료법을 초기에 시행 받는 혜택자가 될 수 있다.

　　　－앞으로 동일 질병의 다른 환자들을 도울 수 있는 의학지식에 공헌할 수 있다.

　　　－경우에 따라 일부 치료비가 제공될 수 있다.

□ 참여의 단점:

　　　－시험단계이므로 환자에게 얘기하지 않은, 드물지만 심한 부작용이 발생할 수 있다.

　　　－자주 병원을 방문하는 것이 요청되기도 한다.

　　　－새로운 치료가 반드시 좋은 것이 아닐 수도 있다.

2. 서면동의서는 무엇인가

□ 임상시험은 시험기관과 그 상부 감독기관에 의해 철저히 관리되어야 하므로 환자의 공식적 허락에 대한 서면동의서가 있어야 한다.

□ 서면동의서 문서에서 알아야 할 사항들

　　　－연구목적은 무엇인가

　　　－약이 항암효과가 있는가

　　　－의미 있는 부작용은 어떤 것이 얼마나 있는가

　　　－참여 시 어떤 치료가 계획되고 있는가

　　　－참여 시 기대되는 이득결과는 어떠한가

　　　－어떤 기관에서 시행하는 시험인가

　　　－시험비용은 누가 지불하나

□ 임상시험은 의사로부터 권유되지만 환자는 참여를 스스로 결정할 권리를 갖고 있다.

　　　－환자의 참여여부는 전적으로 본인에게 달려있고 의심이 있는 경우 2차의견을 듣는다든지 확실치 않으면 거부하면 된다.

　　　－참여하면 의사와 간호사에 의해 반응에 대한 세심한 추적관찰을 받을 수 있다.

　　　－시행 중 환자에게 불리한 소견이 있으면 중도에 언제나 중단할 수 있다.

　　　－효과가 없는 것 같다.

144

　　　－부작용이 심하다.

　　　－연구가 너무 위험한것 같다.

　　　－개인적 이유가 있다.

3. 임상시험은 어떻게 진행되나

□ 상(phase)이라는 일련의 단계로 진행된다.

□ 제1상: 동물실험에서 효능이 입증된 약물을 최초로 인체에 적응하는 단계로서

　　　－약물을 투여하는 가장 좋은 방법은 무엇인가

　　　－인체에 감당할 수 없는 부작용이 나타나지 않는 가장 효과적 약물용량은 얼마인가

□ 제2상: 1상을 거친 후

　　　－약이 얼마나 효과가 있는지

　　　－어떤 약이 최고의 효과를 나타내는지

□ 제3상: 1상과 2상을 거친 후

　　　－신약이 현재의 표준치료약과 비교하여 효과, 부작용, 안정성 등의 이점을 검사하는 가장
　　　　힘든 단계이고 가장 중요한 단계이다.

　　　－제3상의 결과가 한국식약청, 미국 FDA에 공인되어져야 한다.

○ **임상실험에 관한 기타 질문사항들**

－적합한 임상검사가 있는가　　　　　　　　　－생활에 영향을 주나

－어떤 검사나 치료가 관여하나　　　　　　　－비용부담은 어떻게 해야 하는가

－얼마나 오래 시행되나　　　　　　　　　　　－얼마나 자주 내원해야 하나

－이익과 불이익은 어떤 것인가　　　　　　　－결과나 부작용이 심해지면 어떻게 하나

－입원여부는　　　　　　　　　　　　　　　　－중도에 중단할 수 있나

보완대체요법

Complementary and alternative therapy

암 치료는 과학적 증명이 되어있는 표준의학이나 관례의학을 시행하는 것이 원칙이나 일부 환자들의 경우에서는 때로는 증명이 안된 치료로 비관례적 의학을 선택하는 경우도 있다. 이런 비관례적인 다양한 의학 건강체계나 치료방법을 보완의학과 대체의학이라 한다.

보완대체요법은 표준치료보다 훨씬 더 오래전부터 시행되어 왔었다. 암환자의 40%에서 자연과 약초의 생산물 사용, 심호흡이나 명상, 요가, 침이나 지압, 마사지, 특수음식 섭취 등의 여러가지 형태의 보완대체요법을 시행해왔다. 그러나 이 요법은 증상호전이나 스트레스감소 또는 부작용 감소 등의 삶의 질 증진과의 유지적 또는 정신적 치료이고 암 치료 목적은 아니다. 유방암 환자의 70-80%에서 증상호전을 위해 한 가지 이상의 보완요법을 시행한다고 한다.

1. 보완대체요법은 무엇인가

□ 비관례적 의학에는 보완요법과 대체요법 2가지가 있다.

보완의학의 목적은 표준의학에 추가하여 치료를 위한 약제를 사용하거나 침습적 검사를 시행하지 않는 상태에서 환자의 안녕과 안정은 증진하는데 있다. 대체의학은 표준의학 대신에 사용하며, 특별한 식이요법부터 복잡한 치료까지 다양하나, 안전성이나 효과가 증명된 것은 아니기 때문에 오히려 해로울 수도있다. 비관례적 요법은 사용하는 방법에 따라 보완의학이 될 수 있고 대체의학이 될 수도 있다.

□ 보완대체의학은 암 치료에 점차 시행이 증가되고 있다. 보와대체의학을 시행하는 이유는 다음과 같다.

–암은 위험한 병이므로 치료에 조금이라도 도움이 된다면 할 수 있는 방법은 다 시도해 본다는 의미로 시행

–의사에게 더 이상 치료희망이 없고 더 할 것이 없다는 말을 들은 후 시행

–항암화학요법과 같은 표준의학의 단점과 효과에 대한 확신이 없어서 다른 방법을 통해 암의 어떤 증상들을 감소시켜 삶의 질을 호전시킬 수 있을까 하는 기대로 시행해 본다.

□ 그러나 이 보완대체의학은 표준의학을 대신해서는 안 된다. 이러한 방법의 단독사용은

–암을 치유시킬 수는 없다

–적절한 치료의 시작을 지연시킬 수 있다

–환자의 재정상태를 어렵게 만들 수 있다

–일부 대체의약은 기존치료제와 상호작용하여 불리하다

–부작용이 흔히 있을 수도 있다

–일부 임상시험을 시행하고 있으나 대부분 제도권 밖에서 시행되므로 통제하기 어려운 문제가 있다.

보완요법 시행의 가장 중요한 이유는 말 그대로 표준치료를 보조하여, 완화해 주는 것이다. 근래 서구에서도 보완대체요법의 연구가 발전되면서 기준의 표준의학에 과학적으로 안전하고 효과적이라고 증명된 보완치료를 통합한 통합치료(Integrated medicare)가 제창되어 단순한 병이나 상태 뿐만 아니라 사람 전체 즉 몸, 마음, 감정, 영혼까지 함께 치료하면서 건강과 균형을 복구하려는 시도가 지속되고 있다.

□ 암 환자에게 보완대체요법의 이점은 무엇인가

　–신체적 고민을 완화한다　　　　　　–감정적 안녕을 달성한다

　–통증, 피로 등의 증상을 통제 한다.

· 실제 사용 동기의 조사 사항들:

  −면역계를 부양한다.   −피로, 오심 등의 치료 부작용을 줄인다.

  −암 재발 방지를 돕는다   −증상완화, 근심과 스트레스 감소를 줄인다.

  −통제감과 기력을 부여한다.   −삶의 질을 증진한다.

그래서 시행 전에 반드시 의사와 상담해야 한다. 특히 약초의 사용은 약물요법이나 방사선 치료 등의 항암치료 중에는 피해야 하고 수술시행 1-2주 전에 미리 중단해야 한다. 보완대체의학은 정신, 영양, 운동 등으로 사람 전체 즉 몸과 마음과 정신에 대해 추가적인 치료를 시행해 본다는 의미 정도로 받아들여야 하며, 유방암의 진행을 막지 못하므로 효과적인 표준 항암치료를 방해하지 않는 범위 내에서 시행함으로써 환자의 증상완화와 삶의 질을 증진시키는데 도움이 될 수 있겠다. 이 치료의 평가는 최소한 2개월 이상 시행해 보아야 한다.

□ 비관례적 요법의 종류:

· 동종요법, 자연요법, 인도의 일상생활의 의학체계인 아유르베딕 등의 전통 민속요법
· 명상, 최면, 기도 등의 인지적 심신조절치료
· 비환부 측의 침, 마사지, 접촉치료 등의 감각적 치료와 요가, 타이치, 지공 등과 같은 움직임과 숨쉼과 명상의 에너지 운동치료
· 식이 보충제, 메가비타민, 자연식 식사법, 금식 등의 영양적 치료
· 황산화제, 대사치료 등의 약초약물, 생체치료 등 여러 가지로 분류되고 있다.

2. 유방암에 특히 많이 시행되는 보완요법의 종류는 무엇인가

신체적, 정신 · 영적, 식이적 활동의 심신치료이다.

· 침	· 지압	· 식물성 필수오일 방향치료
· 점진적 근이완치료	· 요가, 타이치, 지공	· 마사지
· 약초치료	· 기도	· 최면

· 치료적 접촉요법-레이키 · 음악과 미술치료 · 동종치료
· 손발신경단 자극 · 심상가상 기술

    일부 보완대체요법에서 사용되는 검증 안된 약제는 사용 중인 표준약제와 상호작용을 할 수 있는 성분을 가지고 있을 수가 있으므로, 간부전 또는 신부전을 초래할 수 있다.

3. 증상에 따른 대체의학치료 방법에는 어떤 것이 있는가

· 고민-최면, 마사지, 명상, 오락
· 피로-운동마사지, 오락, 요가, 타이치, 지공
· 오심, 구토-침, 방향치료, 최면, 음악치료
· 동통-침, 방향치료, 생체되먹임운동, 최면, 명상, 마사지, 음악
· 수면-운동, 오락, 요가
· 긴장-방향치료, 운동, 최면, 마사지, 명상, 요가, 지공, 타이치

○ **보완대체요법에 관한 기타 질문사항들**
· 이 요법의 이익과 위험은 어떤가
· 이 요법은 어떻게 작용하는가
· 어떤 방법이 가장 좋은가
· 의료계나 지역사회에 잘 알려진 방법인가
· 이 요법의 시행자는 정식훈련이나 자격이 있는 사람인가
· 정보는 어떻게 얻거나, 시행자를 어떻게 찾나
· 치료비는 보통 얼마인가
· 보험치료 되는가

병기별 치료

병기는 유방암의 예후판단과 생존율 예측에 가장 관계되는 인자이다. 각 병기에 따라서 치료방침이 달라지고 또 새로운 더 좋은 치료방법을 계속 연구함으로서 그 방침도 지속적으로 변할 수도 있다.

같은 병기일지라도 환자의 나이와 건강상태. 폐경여부, 암의 위험도, 호르몬수용체나 HER2 유전자 상태, 개인적 우선권이나 생활습관에 따라 방침이 달라질 수도 있다. 따라서 환자의 개별적 상황에 맞게 환자와 의사가 충분히 의논한 후 치료를 결정해야 한다.

1. 병기별 치료방침은 무엇인가

다음은 미국의 유방암 관련 기관들이 발표한 병기별 치료방침을 종합하여 요약한 것이다.

□ 병기-0 : 비침윤성암. 유관과 유소엽의 상피암은 각각 치료방법이 다르다
· 유관상피내암 – 대체로 수술로 치유된다.
　수술: – 종괴 절제술
　　　　 – 단순유방절제술 : 큰 종괴. 다발성 또는 절제변연부 암침윤 양성에 시행
　방사선치료: 종괴절제술 후 시행할 수 있다.

호르몬치료: 호르몬수용체 양성에 시행할 수 있다.

항암제치료: 시행할 필요 없다.

· 유소엽 상피암 – 진정한 암이 아니다. 다발성과 반대측 유방의 암 발병 위험에 대한 예방적 치료이다.

   – 진단생검 후 주기적 관찰을 시행한다.

   – 호르몬치료: 호르몬수용체 양성에 예방적으로 시행한다.

   – 수술: 고위험군에 예방적 양측유방절제술을 시행할 수 있다.

□ 병기-I : 조기 침윤성암이다. 수술절제가 우선이다.

· 국소치료

   수술: – 주로 종괴절제술. 때로는 유방절제술을 시행한다.

       – 감시림프절 또는 액와림프절 절제술을 시행한다.

   방사선치료: 주로 종괴절제술 후 유방 부위에 시행한다.

· 보조전신치료: 단독 또는 병합

   호르몬치료: 호르몬수용체 양성에 시행한다.

   항암제치료: – 암 크기가 1.0cm 이상에 시행한다.

       – 암 크기가 1.0cm 이하라도 호르몬수용체 음성. HER2과 발현 양성, 고등급 암에 시행한다.

   표적치료: HER2 양성에 시행한다.

□ 병기-II : 수술절제 후 대체로 보조치료가 필요하다.

· 국소치료

   수술: – 주로 유방절제술을 시행한다.

       – 액와림프절 절제술을 시행한다.

       – 신보조전신치료 후 유방부분절제술을 시행할 수 있다.

   방사선치료: 유방부위 또는 흉벽에 시행한다.

· 보조전신치료: 단독 또는 병합

호르몬치료: 호르몬수용체 양성에 시행한다.

표적치료: HER2 양성에 시행한다.

□ 병기-Ⅲ : 유방 피부, 흉벽, 경부 림프절 침투의 국소진행성 암이다.

　　　　5~10% 발생한다.

　　　　흔히 신보조전신치료가 필요하다.

· 국소치료

　수술: – 일차 유방절제술을 시행한다.

　　　　– 액와림프절 절제술을 시행한다.

　　　　– 신보조전신치료 후 유방부분절제술을 시행할 수 있다.

　방사선치료: 흉벽, 액와부, 경부에 시행한다.

· 보조전신치료: 단독 또는 병합

　항암제치료: 병합약제 투여한다.

　호르몬치료: 호르몬 수용체 양성에 시행한다.

　표적치료: HER2 양성에 시행한다.

□ 미국국립 포괄적 암 네트워크(National Comprehensive Cancer Network. NCCN)의 치료 지침(2015년) ★

NCCN에서는 침윤성 유방암에 대해 호르몬수용체 반응여부, HER2과 발현 여부, 암 크기, 림프절 전이 여부를 종합하여 병기적 전신치료에 대한 지침을 제시하고 있다.

	암크기	림프절전이(액와부)	전신치료
1. 호르몬수용체 양성 HER2 과발현 음성	<0.5cm	전이(−)	→ 호르몬치료 고려
		≤2.0mm미세전이(+)	→ 호르몬치료 ± 항암제치료
	>0.5cm	≤미세전이(±)	→ 21-유전자검사 평가점수(온코타이프) · 미시행-호르몬치료 ± 항암제치료 · <18-호르몬치료 · 18-30-호르몬치료 ± 항암제치료 · >31-항암제치료+호르몬치료
	크기 무관	>2.0mm전이(+)	→ 호르몬치료+항암제치료
2. 호르몬수용체 양성 HER2 과발현 양성	≤0.5cm	전이(−)	→ 호르몬치료 ± 항암제치료 + 허셉틴
		미세전이(+)	→ 호르몬치료 또는 항암제치료+허셉틴
	0.6-1.0cm	미세전이(±)	→ 호르몬치료 ± 항암제치료 + 허셉틴
	>1.0cm	미세전이(±)	→ 호르몬치료 ± 항암제치료 + 허셉틴
	크기무관	>2.0mm전이(+)	→ 호르몬치료 ± 항암제치료 + 허셉틴
3. 호르몬수용체 음성 HER2 과발현 음성	≤0.5cm	전이(−)	→ 치료불요
		미세전이(+)	→ 항암제치료 고려
	0.6-1.0cm	미세전이(±)	→ 항암제치료 고려
	>1.0cm	미세전이(±)	→ 항암제치료
	크기무관	2.0mm전이(+)	→ 항암제치료
4. 호르몬수용체 음성 HER2 과발현 양성	≤0.5cm	전이(−)	→ 항암제치료 + 허셉틴
	0.6-1.0cm	미세전이(±)	→ 항암제치료 + 허셉틴
	>1.0cm	미세전이(±)	→ 항암제치료 + 허셉틴
	크기무관	2.0mm전이(+)	→ 항암제치료 + 허셉틴

□ 온코타이프(OncotypeDX)는 무엇인가 ★

유방암 조직에서 암 성장에 중요한 21개 유전자의 활성도를 측정분석하여 환자의 암 재발 가능성과 보조항암제치료의 유효성을 알아내는 3세대의 검사이다. RNA에서 21개 유전자에 의해 만들어진 극소수의 물질을 측정하는 방법의 유전자 특성에 관한 검사이고 검사 결과는 0에서 100까지의 재발 점수로 표시하여 재발의 저위험은 18이하, 중간위험은 18-30, 고위험은 31이상으로 정한다.

이 검사는 림프절 전이가 없고 호르몬수용체 양성의 1-2기 암에 시행하여 항암제치료 시행 여부를 결정할 수 있다.

18이하의 낮은 수치는 재발 가능성이 적으므로 항암제치료가 필요없고, 31 이상의 높은 수치는 재발 가능성이 높으므로 항암제치료가 필요하고, 18-30의 중간수치는 다른 재발 위험요소 여부에 따라 필요한다. 필요하지 않는 항암제치료를 지양하므로 항암제 부작용에 대한 삶의 질을 조절할 수 있다.

그러나 검사비용이 400만원 이상의 고가이고 검사결과 판정에 3주 걸리므로 실용성과 적용성에 대해 더 연구가 필요하다.

○ 염증성 유방암은 무엇인가

유방의 1/3이상 염증이 있는 것 같이 붉은 색을 띠거나, 따뜻하고, 피부가 오렌지껍질 같은 모양의 3대 증상을 보이는 진행성 암의 하나이다. 암 자체는 암세포에 의한 림프관의 폐쇄로 생기는 변화로 인해 유방중앙부에 불분명한 경계를 가지면서 큰 종양 같이 보이고 만져진다.

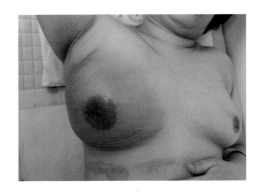

그림 26-1 염증성유방암

□ 전체 유방암의 1-3%를 차지한다.

□ 수유 중의 유방 염증이나 국소 진행성 유방암의 이차적 염증과 감별이 필요하다. Ⅲ기로서 액와림프절 전이가 잘된다.

□ 진단은 유방자기공명사진이 정확하다.

□ 치료는 최소한 3기 이상의 진행성이므로 국소진행성 유방암에 준하는 방법을 시행한다.

가장 효과적 치료법:

　　　1. 술전 항암제치료(아드리아마이신+탁산)

　　　2. 유방절제술+액와림프절절제술

　　　3. 보조치료-방사선치료

　　　　　　-보조항암제치료

　　　　　　-호르몬치료: 호르몬수용체 양성

　　　　　　-표적치료: HER2 양성

효과적 치료로 5년 생존율이 40%까지 될 수 있다.

○ 원인 불명의 액와(겨드랑이)암, 잠재성 유방암

□ 겨드랑이에 유방암에서 확인되는 조직형의 암이 발생하면서 여러가지 원발암을 찾을 수 없
는 것이다.
□ 유방암의 1% 미만에서 발생한다.
□ 증상 기간은 수개월이고 유방소견은 없다. 그러나 후에 유방병변이 나타나는 경우 70% 정
도이다.
□ 유방암 병기 IIA, IIIA(TON1MO)에 해당한다.
□ 진단: 유장사진, 유장초음파, 자기공명사진으로 원발부위를 확인해보고 양전자단층사진도
시행 해 본다.
□ 치료: 국소치료-액와림프절절제술+유방방사선치료, 유방절제술 또는 유방보존술+액와림
　　　　프절제술, 방사선치료 단독 등을 시행할 수 있다.
　　　　전신치료-항암제치료, 호르몬치료, 표적치료 등의 통상적 유방암 보조치료를 시행할
　　　　수 있다.
□ 예후: 5년 생존율은 72-100%로서 병기 II과 III과 유사하다.

2. 병기 IV유방암-원격전이암은 무엇인가

□ 병기 IV유방암은 폐, 뼈, 간, 되 등으로 원격전이된 암을 말하고 대부분의 재발된 경우도 포
함된다.
□ 병기 IV는 완치는 어렵지만, 항암제치료에 반응하면 암이 축소되어 증상이 호전되고 생존율
도 증가한다. 중간 생존기간은 18-24개월이다.
□ 예후 결정 요소들: 암의 특징, 환자요소, 치료방법에 따라 다르다.
　· 암의 특징: -수술 후 재발시점까지의 기간이 길수록 예후가 좋다

         – HER-2상태: 양성이면 예후가 나쁘다

         – 위치: 피부, 림프절, 골은 예후가 좋고, 폐는 중간 예후이고 간, 뇌, 다발성은

           예후가 나쁘다

　· 개인적 치료요소: –기동성(수행상태)　　　　　–다른 질환 동반여부

         –과거 치료: 빠른 또는 늦은 재발　–나이: 젊은층 또는 고령층

　· 치료방법: 주로 전신치료: 호르몬치료, 항암제치료, 표적치료 등의 단독 또는 병용치료

        국소치료: 수술 방사선 치료

□ 치료목표 2가지:

  1. 전이암에 완치가 목표인가–아니다. 치유는 안되고 통제가 목표이다.

   –암의 크기를 줄인다　　　　–증상을 조절한다.

   –약물부작용을 최소화한다　　–가능하면 오래 살도록 하고 삶의 질 유지시킨다.

  2. 전이암이 때로는 완치가 되는가–가능하다

     –전이가 국소적일 때 1–3% 완치가능하고 10–15년 동안 무병일 수 있다.

     –항암제치료로 16.6%–1년간 완전완화, 3.1%–5년간 완전완화 보고가 있다.

○ 병기 IV를 위한 전반적 치료책략은 무엇인가 ★

　　암의 부피를 줄이고 치료와 치료부작용을 적게 하면서 암 통제를 할 수 있어야 한다. 치료는 암이 통제되는 동안 오래 동안 사용하여 최대한 전신치료와 국소치료의 병합 또는 단독 치료를 하고 전신치료도 종류별 단독 또는 병합 치료를 한다.

□ 호르몬 치료

  –호르몬수용체 양성이면 항암제치료보다 더 예민하다. 75–80%에서 반응

· 폐경 전: 1. 난소제거수술–35%효과

     2. 타목시펜, 아로마타제억제제–월경여부에 따라 사용

     3. 난소제거후 풀베스트란트, 그 다음 메게이스 사용

· 폐경 후: 1. 아로마타제억제제–타목시펜에 저항 경우, 과거 타목시펜을 사용했던 경우

2. 풀베스트란트(파스로덱스)-20-30%효과

· 효과기간: 12-18개월 지속되고 완화는 2-5년 지속되기도 한다.

· 증상을 호전시키는데 항암제치료가 호르몬치료보다 더 빨리 작용한다. 항암제치료는 수 주 내, 호르몬 치료는 6-8주에 반응한다. 호르몬치료는 천천히 성장하는 암에 효과적이다.

· 타목시펜 치료 중 전이암이 악화된 경우: 폐경 전은 졸라덱스 또는 난소절제술, 폐경 후는 아나스타라졸이 효과적이다.

· 호르몬치료에 6개월 후 무반응이면 항암제치료를 시행한다.

□ 항암제치료

· 호르몬치료에 저항성을 보일 때 사용하거나, 호르몬수용체 음성일 때 사용한다.

· 단일항암제: -20-59%는 부분반응하고 그 중 10-15%는 완전반응한다.

　　　　　-생검상 6-12개월간 암이 소실될 수 있다.

　　　　　-반응 평균시기는 6주부터, 반응 평균기간은 5-13개월이다.

　　　　　-증상호전 기간은 1-4년이다. 생존기간은 15-42개월이다.

· 약물종류: 처음 치료에 사용했던 약물에 따라 다르다

　사이톡산, 메소트렉세이트, 풀루오르우라실 → 독소루비신으로 변경

　독소루비신 → 파클리탁셀, 도세탁셀로 변경

· 그 외 카페시타빈, 미토산트론, 비노렐빈, 젬시타빈, 이리노테간, 시스플라틴 등을 사용한다.

· 투여기간: 6개월동안 투여하고 중단하거나 저항있을 때까지 계속 투여한다-더 효과적이다

· 약물치료의 4가지 경과

　1. 심한 독성-중단한다.

　2. 분명한 병 진행-중단한다.

　3. 안정적인 경우-계속 사용하여 관찰한다.

　4. 독성이 없이 호전-효능이 좋은 상태이므로 약을 계속 사용한다.

· 판단: 신체검사, 영상검사, 종양표식자, 간기능, 혈중 순환암세포 측정

· 항암제치료와 호르몬치료 동시 사용은 안 좋다. 항암제치료는 호르몬치료 후 사용한다.'

□ 표적치료

　선택적으로 암세포를 죽이거나 통제하면서 몸의 다른 부위에는 상대적으로 해가 적은 항암제이다.

· 종류: 1. HER-2 암유전자를 표적하는 단일군항체-트라스트주맙(허셉틴)

　　　　2. 암신생혈관 발달에 관여하는 성장요소에 대한 항혈관생성항체-베비시주밥(아바스틴)

· HER-2 양성암에는 항암제치료와 동시 사용이 50-60% 반응율을 보여 효과적이고 HER-2 음성암에는 일반 항암제치료를 시행한다.

□ 비스포스포네이트

· 골의 흡수(파괴)방지하는 약제로서 골전이에 유효하다.

· 아레디아, 조메타-매달 한번 투여한다.

□ 수술치료: 유방부위 개방창이나 국소병변의 증상악화 요인을 제거하기 위해 시행할 수도 있다.

□ 방사선 치료:

· 증상 완화시킨다-골, 뇌, 척추 등의 국소병변에 시행한다.

· 10-15번 치료, 2.5~4주 동안 시행한다.

· 때로는 재방사선치료 시행도 가능하다.

□ 심신연관: · 신체통제 외에 마음, 감정, 정신에 대한 조절도 필요하다.

· 보충적 치료-투시, 자가최면, 상상 등의 도움을 받을 수 있다.

· 서로 이야기하고 돌볼 수 있는 의사를 찾는다.

· 통증과 죽음에 대한 걱정, 죽음을 피할 수는 없지만 조종하고 통제할 수 있다.

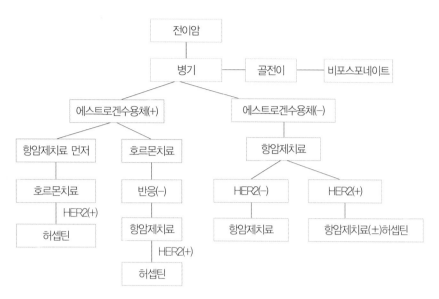

그림 26-3 전이암의 치료책략 ★

3. 한국 유방암의 치료권고안

한국유방암학회에서 우리나라 유방암 환자들을 효과적, 체계적으로 치료하기위해 발표한 2013년 5차 개정판의 요약

1) 관상피내암과 소엽상피내암과 같은 0기 암

□ 수술치료 :

유방보존술 후 – 호르몬수용체 양성이면 호르몬치료 시행

　　　　　　– 45세 이하 고위험군이면 방사선치료 추가

□ 항암제치료는 필요 없음.

2) Ⅰ~Ⅱ기 침윤성 유방암

70세 미만의 모든 환자에서 수술 후 항암제치료나 호르몬치료 등의 보조치료를 시행한다.

□ 호르몬수용체 양성

· 폐경 이전 – 타목시펜 5년 사용

· 폐경 이후 – 아로마타제 억제제 또는 타목시펜 5년 사용

　　　　　– 타목시펜 2–3년, 아로마타제 억제제 나머지 횟수 사용

　　　　　– 타목시펜 5년 후 아로마타제 억제제 5년 사용

□ 암 크기가 0.5cm이하, 림프절 전이 음성, 미세림프절(0.2–2.0mm)전이 양성

보조적 전신치료는 필요없으나 호르몬수용체 양성에서 반대측 유방의 암발생위험을 감소시키기 위해 호르몬치료 시행이 가능하다.

□ 암 크기가 0.6–1.0cm에는 고위험군에만 보조치료가 필요하다.

□ 암 크기가 1cm이상에는 보조치료가 필요하다.

· 림프절 전이 음성이고 호르몬수용체 양성이면 호르몬치료와 항암제치료를 시행한다.

· 림프절 전이 양성이고 호르몬수용체 음성이면 항암제치료를 시행한다.

· 림프절 전이 양성이고 호르몬수용체 양성이면 항암제치료 후 호르몬치료를 시행한다.

· 폐경 이전 환자에 호르몬수용체 양성이면 난소기능억제주사 치료방법이 효과가 있다.

· HER2 유전자 양성에 림프절 전이 양성거나 암 크기가 1cm 이상이면 항암제치료에 허셉틴치료 1년 시행한다.

· 70세 이상의 고령 환자에는 보조적 전신치료는 일반적 지침을 정하기 보다는 암의 정도 환자의 동반질환과 전신상태를 고려하여 개별적으로 결정해야 한다.

· 골다공증을 예방하기 위해 적절한 신체운동과 칼슘제제와 비타민D의 투여를 권고하고 골다공증의 진단에는 비스포스네이트계열의 골다공증제제 사용이 필요하다.

3) Ⅲ기 국소진행성 유방암

· 진행성 유방암에는 국소 재발율이 높으므로 수술 후 방사선치료를 시행한다.

· 보조치료의 항암제치료는 안트라사이클린제제와 탁산계열 약제를 기본으로 하고, 신보조
  치료로의 항암제치료도 시행할 수 있다.
· 호르몬수용체 양성에는 항암제치료 후 호르몬치료를 시행한다.
· HER2유전자 양성에는 허셉틴치료를 시행한다.

특수유방암의 종류

○ 남성 유방암

–남성 유방암은 매우 드물다. 남녀비가 1:100으로, 남성유방암은 전체 유방암의 1%를 차지하고 모든 남성암 중에서도 1%를 차지한다.

–미국은 60대, 한국은 40대에 호발한다.

–증상은 통증 없는 종괴, 유두 압통 또는 피부변화 등이다.

–위험인자: 1.유전:유방암 가족력. BRCA 유전자 변이(BRCA2 발현–10% 발병)

2.호르몬 불균형: 에스트로겐이 테스토스테론보다 높은 비율–클라인펠트 증후군

3.환경적 요인

–대부분 침윤성유관암이고 호르몬수용체 양성이 많다.

–치료는 유방조직이 적고 중앙부에 있으므로 유방절제술 또는 변형유방절제술을 시행한다.

–병기에 따라 보조적 방사선치료. 호르몬치료, 표적치료를 시행 할 수 있고 고위험에는 항암제 치료를 시행할 수 있다.

–병기에 따른 예후는 여성유방암과 별 차이 없으나 BRCA2 변이를 가질 경우 예후가 나쁘다.

○ 젊은 연령층 유방암

젊은 연령층은 수정, 임신 중 발암, 조기폐경, 외모, 성기능 등에 특별히 관심을 가진다.

· 젊은 연령층–미국은 45세이하 기준이고 한국은 서양보다 10년 정도 조기발병하므로 40세이
　　　　하 기준이고 19.2%를 차지한다.
· 아주 젊은 연령층–35세 이하 기준으로 발병은 드물다. 한국 4% 차지, 미국 9.5% 차지
· 종괴촉지로 처음 진단되지만 양성으로 인식되어 진단이 늦어지는 경향이 많다.
· 가족력이 있으면 더 일찍 발병한다. BRCA변이보인자는 조기암 발병에 대한 증상관찰이 중
　　요하다.–미국:15.3%, 한국:8%. 유전성 가능성이 높다.
· 월경 후 크기가 변화되는 종괴를 조사해야 한다. 임신후 면역계와 호르몬의 변화로 위험이
　　증가한다.
· 반대측 유방암 발병 가능성이 평생 20–40%이다.
· 치료: 종괴절제술과 방사선치료, 유방절제술(±) 항암제치료 등 보통의 유방암과 유사하다.
· 예후: 늦은 진단에 의한 높은 병기, 노년층보다 더 공격적인 암 특성, 나쁜 예후인자 등으로
　　　　전신재발과 사망률이 높을 수도 있다–높은 생물학적 악성도, 나쁜 조직학적 분화도,
　　　　낮은 수용체 양성률 등이 특징이다. 그러나 젊은 연령층은 체력의 강함으로 회복력이
　　　　더 강한 장점이 있어 치유가 빠르고 항암제치료를 더 잘 견딜 수 있고 조기발견에 의한
　　　　조기치료로 예후가 양호할 수 있다.

○ 노년층 유방암

· 외국은 65세 이상, 한국은 55세 이상을 기준으로 하였을 때 각각 약 50%가 발병한다. 한국
　　은 노년층의 증가로 노년 유방암이 더 증가할 가능성이 높다.
· 유방사진검사를 매년 또는 2년마다 시행한다.
· 치료: 표준수술방법과 동일하다.
　　–방사선치료, 호르몬치료, 항암제치료(±)표적치료 등이고 방법은 환자의 선호도, 전신건강
　　　상태, 병기, 종양생물학적 특징에 따라 시행한다.

· 예후: 노년층 암은 느리게 성장하고 낮은 악성도를 가지면서 좋은 예후인자를 갖는 경우가 많기는 하나 동반질환이 많고 삶의 질 면도 고려해야 되므로 표준치료를 받는 비율이 적어서 예후가 좋지는 않다.

○ 양측성 유방암

· 양측 유방에 암이 발병하는 것으로서 전이성은 아니다.
  · 동시성-6개월 이내 양측 유방에 각각 암이 발견(1/3)된다.
  · 이시성-6개월 이후 반대측 유방에 암이 새로 발견(2/3)된다.
· 보통 전체 유방암의 2-5%를 차지하고 시간이 지날수록 이시성 유방암은 10-25%까지 증가할 수 있다. 50대 미만의 젊은 연령, 강한 유방암가족력, BRCA 유전자 변이의 유전성유방암 환자에 발생율이 높다. 유방암 자체는 작고, 유소엽성암의 병리진단을 가지는 경우가 많다.
· 치료는 단일유방암의 치료와 비슷하고 동시성이든 이시성이든 병기에 따라 방법을 선택하여 시행한다.
  · 수술치료-종괴절제술과 방사선치료, 또는 유방절제술. 술식과 시행시기는 서로 다를 수가 있다.
· 보조치료-각 암의 병기나 연령에 따라 시행할 수 있다.
· 예후는 배로 불량한 것은 아니고 더 나쁜 측의 병기에 따른다.
· 양측성 발병에 대한 유방암 환자의 대처는 무엇인가

먼저 발병된 유방암을 치료한 후 유전자 변이에 대한 검사의 필요성이 대두될 때 유전자검사를 상담하여 시행한다. 양성이면 암 발병 예방을 위한 선택 가능한 방법에 대하여 상의한다. 항암제치료나 호르몬치료 등을 시행하여 2차암 발병 위험을 감소시킬 수 있고 고 위험군의 환자에게는 예방적 유방절제술을 시행할 수 있다.

유방암 치료 증례

1. 병력

47세 폐경 전 여성이 증상 없이 시행한 유방촬영상 비정상적 소견으로 내원하였다. 담당의 사는 환자의 개인병력, 가족력 등을 문진하고 진찰을 시행하였고, 진찰 상에 만져지는 혹은 없 었다. 마지막 월경일은 20일 전이었고, 30대에 2명의 아이를 출산하였다.

2. 진단

담당의사는 유방촬영사진을 다시 검토하고 추가적인 유방사진을 영상의학과의사에게 의뢰 하였다. 우측 유방에 미세석회화가 관찰되었고 악성의 가능성을 보였다. 외과의사와 영상의학 과 의사의 협진이 필요한 상황이며, 영상의학과의사는 미세석회화가 관찰되는 유방부위에 침 을 넣어 위치를 표시하였다. 이후 외과의사는 수술실에서 침이 있는 위치를 절제한 후 절제한 조직을 다시 영상의학과에 보낸다. 영상의학과에서는 수술실에서 검체를 받아 다시 X-ray를 촬영하여 미세석회화가 수술로서 잘 절제되었는지 확인한다. 수술시행 며칠 후 환자는 다시 유 방외과를 방문하여 검체에 대한 진단을 확인한다. 미세석회화 부위는 악성종양으로 진단되었고, 크기는 1.8cm였다. 유방외과 의사는 다시 우측 유방사진을 촬영하여 남아있는 미세석회화가 있는 지 확인하고, 만약 남아 있다면 2차 수술을 시행한다. 수술 검체에서 암을 진단하는 병리의사는 전체 검체에서 암 병변이 차지하는 부위를 현미경으로 검사하여 검체의 변연부에 암세포의 존재유무를 확인한다. 만약 검체의 변연부에 암세포가 존재한다면 2차 수술을 시행한다. 또한 침윤성 유방암으로 진단이 되면 겨드랑이림프절에 대한 수술적 검사를 시행해야 하고, 검체가 상피내암으로 진단된다면 겨드랑이림프절 검사는 피할 수 있다.

병리조직검사에서 반드시 요구되는 것은 조직에서 특수검사를 시행하여 종양세포에 에스트로겐수용체 유무를 파악하는 것이다. 에스트로겐수용체가 존재한다면 항호르몬치료를 시작하게 된다.

3. 병리적 병기

병리적 병기는 아직 완전히 결정이 안되었으므로 겨드랑이림프절의 종양세포 유무를 확인하는 단계가 필요하다. 감시림프절 생검을 통해 겨드랑이림프절에 종양세포의 전이를 확인한다. 만약 겨드랑이림프절에 종양세포가 없고 침윤성 유방암 1.8cm라면, 이 환자의 병기는 1기이다.

4. 치료선택권

치료의 결정은 외과의사가 담당한다. 크게 유방을 보존하는 방법이 있고 유방을 전체 절제를 하는 방법이 있다. 의학적인 기준으로 볼 때 유방을 보존할 수 없는 경우가 있는데 이러한경우는 반드시 유방 전체절제술을 시행하여야 환자를 안전하게 치료할 수 있다. 이러한 경우가 아니라면 유방외과의사는 유방을 보존하는 수술을 한다. 즉, 종양이 있는 부위만 절제하고 유방의 모양은 보존하게 되는데, 이 때는 반드시 수술 후 방사선치료를 받아야 한다.

5. 전신치료

수술 후에 시행하는 항암제치료, 항호르몬치료, 방사선치료 등을 통합하여 보조치료라 한다. 세 가지 치료가 모두 필요한 경우도 있고 이 중에서 두 가지 또는 한 가지만 하는 경우도 있으며 세 가지를 전혀 하지 않아도 되는 경우도 있다. 이러한 치료의 결정은 외과의사, 종양내과의사, 병리과의사, 방사선종양학과의사들이 모여 전문적인 지식을 토론하는 다학제적 집담회를 통해서 결정된다.

○ **개인적 고려사항**

환자는 치료방법을 결정하는 동안 몇 가지 개인적인 일이 있다. 유방절제술은 여자의 체상(body image)에 심한 충격을 주고 항암제치료는 탈모의 초래로 외모의 변화를 의미한다. 환자의 실질적 관심은 병합치료를 위한 시간이다. 치료 받는 날은 누가 대신에 아이들과 가사일을 해야 할지, 직장에 계속 다녀야 한다면 어떻게 치료 시간을 조절할지 계획을 짜야 한다. 방사선치료는 방사선을 쬐는 시간이 짧지만 매일 병원을 방문해야 하며, 항암제 주사 치료는 투여시간이 약 4시간 정도 걸리지만, 3주에 한 번 정도 병원을 방문한다. 그 외 항암제의 부작용에 따른 일상 생활의 변화(예. 구토에 의한 식사량의 변화)를 잘 조절하고, 필요하면 의사의 처방을 받도록 한다.

○ **환자의 대조표**

· 진단: 우측 유방, 침윤성 관암
· 임상병기: 1기, 조기 유방암
· 병리병기: 추가적 감시림프절 생검(2개의 림프절 중 암의 침투는 없었으므로 병리적 병기 또한 1기로 진단됨)
· 치료선택

□ 수술
· 수술의 범위와 입원기간: 유방절제술은 7-10일간, 종괴절제술은 1-2일 입원하게 된다. 이

환자의 경우는 크기가 작은 조기유방암이므로 유방을 보존하는 종괴절제술을 시행한다. 전신마취가 필요하다.

· 부작용: 수술 부위 경한 통증

□ 방사선치료는 유방을 보존한 환자에게 시행한다. 수술 후 약 3-4주 이후 시작한다.

· 치료부위: 수술 시에 보존한 유방 또는 겨드랑이 림프절을 포함하기도 한다.

· 치료기간: 6.5주, 5회/주

· 부작용

　－단기간: 피부색깔 변화, 피부 궤양

　－장기간: 폐손상(1%미만), 팔부종(1-2%)

□ 전신치료

· 항암제 주사: 독소루비신, 사이클로포스파마이드, 그리고 한 두개의 탁산제제

· 부작용

　－단기: 구토, 구역질, 식욕저하, 탈모, 백혈구 감소, 빈혈, 감염위험

　－장기: 월경소실, 조기폐경

□ 호르몬치료: 항암제치료 종료 후에 시행하며 종양조직에서 에스트로겐수용체 양성을 보여야 함

· 약제: 타목시펜, 레트로졸, 아나스트로졸

· 부작용: 골밀도 감소, 자궁내막의 비대, 질 출혈, 안면홍조

이 환자는 폐경이 되지 않은 47세 여성이므로 타목시펜을 투여한다

□ 병합치료

· 항암제치료 3-5개월, 그 다음 방사선치료를 시작하면서 동시에 호르몬치료 약제를 복용한다. 항암제치료 및 방사선치료를 종료할 때까지는 약 6-7개월 정도 걸리며, 호르몬약제 투여 기간은 5년이다.

SECTION 04

치료 후의 관리와 문제

치료 후 건강한 삶의 관리

□ 유방암 치료를 마친 후 신체관리를 잘하는 것이 중요하다.

　잘 먹고 활동적이며, 건강체중 유지하고, 적당한 휴식을 취하는 것은 환자를 더 기분좋게 하고, 힘이 나며, 앞날을 헤쳐나갈 준비를 할 수 있도록 한다. 치료 후의 관리 계획을 지키고 정기적으로 의사를 방문 하는 것 또한 중요하다. 이런 건강한 습관을 실행하는 것은 유방암재발 가능성을 감소시키는 것을 도우면서 장기생존 결과에도 좋은 영향을 준다.

□ 암 치료 후 건강관리의 이점은 무엇인가

· 삶의 질 향상　　　　　　　· 조기 회복

· 재발 위험 감소　　　　　　· 치료 후 부작용발생 감소

· 다른 암 발생 위험 감소　　· 다른 만성질환 발병위험 감소

· 전체 생존율 증가

1. 건강관리의 구성요소는 무엇인가

　1. 균형적 건강한 음식섭취　　2. 규칙적 신체적 활동(운동)

　3. 건강한 체중유지　　　　　　4. 충분한 수면

　5. 음주제한　　　　　　　　　6. 금연

1) 균형적이고 건강한 음식물 섭취

□ 영양이 풍부한 음식물을 먹는 것은 체력을 얻고, 건강조직을 재건하고, 기분을 좋게 하며, 적정체중을 달성하고 유지하게 한다.

□ 어떤 특별한 음식물이나 특수한 영양보충제가 암 위험이나 재발을 감소시킨다는 증거는 없으나 포화지방이 적은 음식과 야채, 과일, 전곡류가 풍부한 음식물 섭취를 규칙적 신체 활동과 병행한다면 유방암 환자의 생존기간을 더 연장시킬 수 있다.

□ 영양적 음식물 섭취 조언-다양한 음식물로 필요한 많은 영양분을 얻는다.

· 채식위주 음식에 촛점을 둔다.　　 · 색깔 있는 야채와 과일을 많이 먹는다.

· 통곡류와 콩류를 강조한다.　　 · 지방, 염분, 설탕, 술, 담배, 절인 음식에 신중한다.

· 저지방 유제품, 적은 양의 고기, 생선, 양계를 선택한다.

· 물을 많이 마신다.

2) 신체적 활동(운동)

□ 규칙적 운동

전반적 안녕을 증가시키고 치료 후 회복을 빨리하는데 가장 중요하고 증명된 방법이다.

· 신체적으로 활동적이 되는 것은
　　· 체력과 지구력 증가　　　· 골밀도 증가
　　· 우울증 최소화　　　　　· 근심 감소
　　· 식사변화와 함께 체중 감소　· 피로 줄임
　　· 림프부종 감소　　　　　· 기분 향상
　　· 재발위험 감소　　　　　· 자존심 증가
　　· 생존율 증가 등을 도운다.

□ 유방암 치료 후 신체적 활동은 재발율을 24% 줄이고, 사망율을 34% 감소시킨다는 보고가 있다. 유방암소생자는 운동은 적어도 주당 150분 정도의 중증도 운동, 주 5일, 일일 30분을 목표로 하는 것이 추천된다. 중증도 운동은 빠른 걸음, 댄싱, 자전거타기, 정원가꾸기, 보드

타기 등으로서 운동하면서 담화할 수 있는 것이다. 주2일간 근력운동도 포함시켜야 한다.

3) 건강체중 유지

□ 과체중은 유방암 재발의 증가와 상관관계가 있다. 의도적 체중감소는 유방암 치료 후 호르
　몬상태, 신체능력과 삶의 질을 증진시킬 수 있고 유방암 치료 후 고혈압이나 당뇨병 같은 다
　른 만성질환을 막는데 도울 수 있다.

□ 미국암협회에서 추천하는 건강체중 달성과 유지를 위한 상식적 책략은 다음과 같다.
　－고열량 음식물 제한한다.
　－고열량인 설탕을 첨가한 음료수를 줄인다.
　－야채와 과일 같은 저열량 음식에 초점을 둔다.
　－매일 신체적 활동을 더 한다.
　－만약 체중증가가 필요하다면 살코기, 땅콩버터, 호두, 아보카도, 치즈, 영양적 음료수 등
　　고열량 음식물과 음료수를 섭취하고 더 자주 음식물을 먹어야 한다. 규칙적 신체활동을 하
　　는 것도 중요하다.

4) 충분한 수면과 휴식

□ 더 좋은 수면을 위한 책략:
　－저녁 일찍 휴식한다. 낮시간에 짧게 쉰다.
　－운동한다: 요가, 산책, 한가한 수영 같은 경도 또는 중증도 운동
　－휴식과 활동을 균형맞춘다.
　－균형적 식사를 하고 많은 물을 마신다.
　－긴장을 줄인다: 요가, 심호흡, 명상, 음악듣기, 미술 그리고 유도상상
　－사회활동을 유지한다.
　－좋은 수면습관을 발전시킨다: 어둡고 컴컴하고 조용한 방과 같은 수면하기 좋은 장소를 만든다.
　－취침 전에 과식을 금한다. 저녁이나 밤에 카페인 제한한다.

-독서, 조용한 음악듣기, 온수목욕 등과 같은 이완 활동을 한다.

2. 음식물과 영양은 어떻게 관리하는가

□ 건강한 음식물 섭취의 이점은 무엇인가

· 자신이 건강함을 느끼게 한다.　　　　· 체력과 힘을 보유하게 한다.

· 건강체중과 영양소 저장을 유지한다.　· 빨리 치유되고 회복하게 한다.

· 건강한 신체조직을 재건하게 한다.　　· 치료부작용을 이겨내게 한다.

· 영양저하의 부작용(식욕 부진, 메스꺼움, 미각 이상)을 줄이도록 한다.

· 감염위험도를 줄이고 건강한 면역계를 유지하게 한다.

□ 건강한 음식물의 주요 구성은 어떤 것인가

· 식물성 음식물 섭취증가: 체외로 에스트로겐과 독소를 배출시키는 섬유소가 많고, 저칼로리
　와 저지방에 항산화제(비타민 A, C, E, 셀레니움)가 많이 포함되어 있다.

· 하루 5회 이상 야채와 과일

· 도정된 곡류 생산물보다 100% 통곡류 음식물

· 콩류: 단백질 음식물이고 식물성 에스트로겐인 이소플라빈이 많다.

· 마른 열매나 씨앗, 마른 과일

· 동물성 음식물 섭취제한: 지방세포가 에스트로겐 생산을 증가시키므로 전체 열량의 20% 이
　하가 되도록 한다.

　　- 붉은 고기와 가공된 고기제품 제한

　　- 오히려 생선과 양계류 선택 권장

　　- 저지방 유제품 선택 권장

　　- 건강한 지방인 오메가3 지방산 섭취 증가: 등푸른생선, 야채와 과일, 또는 식물성 기름

□ 균형적 하루 식사량의 정도는 어떤 것인가

· 체표면적 나이 · 체형에 맞추어 계산하지만 하루 2000Kcal 정도의 열량이 되도록 섭취한다.

· 모든 사람에 맞는 암식단은 없다. 대신에 개인적인 맛의 선택 또는 선호도의 음식물을 늘려야 한다. 균형 있는 칼로리, 단백질, 비타민, 무기질, 일부 필요한 영양보충제도 포함된다.

· 하루 3끼는 꼭 먹고 아침식사는 거르지 않는다.

□ 균형적 음식물 섭취–야채와 과일 2/4, 곡류 1/4, 육류 1/4

· 색깔 있고 밝은 야채와 과일–야채 하루 5회 이상, 2와 1/2컵 정도(예:중간크기 사과 1개, 오렌지 1개, 요리야채 반컵, 생야채 1컵, 쥬스 1컵)

· 콩류–하루 25g, 3컵

· 곡류–하루 3회 이상, 통곡류 중심으로 하루 200g 이상

· 육류–살코기, 양계, 바다생선 등 하루 80-100g, 매주 3-4회 주 300g
      –계란 하루 1-2개

· 유제품–무지방 또는 저지방 우유나 요구르트 하루 3컵, 치즈 1-2조각

· 기름–식물성 또는 생선에서 생산된 기름으로 올리브유, 카놀라유, 참기름, 콩기름, 식용유 등 하루 차순가락 6번

· 소금–차순가락 1번, 하루 6g이하

· 물–6~8컵, 하루 1500cc이상(30cc/kg), 소변횟수가 하루 5-6회 되도록 마신다.

□ 건강식사 요령은 무엇인가

· 성공을 위해 출발한다–단순하게 하고 천천히 시작하고 변화시킨다.

· 자신에게 알맞은 중간 정도의 양과 크기를 생각해야 한다.

· 식물성 기름, 나무열매와 씨앗, 콩, 생선 등 단포화지방 또는 비포화지방이 많은 음식물을 택하고 포화지방이 많은 붉은 고기, 가공된 고기, 버터, 전유, 마요네즈, 전환지방이 많은 튀긴 과자류, 패스트푸드는 제한 내지 피한다.

· 강한 뼈 형성을 위한 칼슘과 비타민D 섭취 늘인다–유제품이나 진한 초록색 야채

· 필요시 그린비어나 뉴케어 같은 영양보충제 먹인다.

· 위생적인 재료를 준비한다–건강한 음식물을 건강하게 요리한다.

· 균형 잡힌 영양계획표를 영양사의 도움으로 만들고 식사를 매주 또는 매월로 미리 계획한다.

· 소금에 훈제되거나 절인 고기음식 같은 짠 음식물은 발암물질 증가로 피한다.

· 튀긴 음식보다 굽거나 찐 음식이 더 좋다.

· 연기에 탄 음식에는 PAHS, 고온에 구운 음식에는 HCAA같은 발암물질 생성이 되므로 피해야 한다.

· 파이, 케이크, 과자, 도넛, 사탕 같은 단 것은 피한다.

· 상하거나 부패한 음식물을 피한다.

· 어패류와 같은 날 것 음식은 피하거나 제한한다.

· 외식할 때 주문 음식 종류와 양을 염두에 두라

□ 고단백질 음식-소고기와 돼지고기, 생선류, 양계류, 콩류, 계란, 열매씨앗, 우유, 요구르트, 치즈, 버터

□ 한국의 영양소별 주요 음식물

· 탄수화물-밥, 국수, 감자, 고구마, 밤, 떡, 빵, 미숫가루

· 단백질-육류, 생선, 알류, 패류, 두부, 콩, 유제품, 달걀

· 지방-동물성 기름, 식물성 기름, 마요네즈, 버터, 치즈, 잣, 호두 참깨

□ 유방암 예방에 좋다고 알려진 음식물

· 브로콜리, 콩, 블루베리, 버섯, 호두, 케일, 시금치, 양배추, 고구마, 토마토, 사과, 호박, 복숭아, 미나리, 상추, 생강, 녹차, 건포도, 올리브오일

· 계란, 연어, 대구, 송어, 생선알

□ 진행성 암환자의 건강관리는 어떻게 하나

건강음식과 영양, 지속적 신체활동은 삶의 안녕과 질의 유지를 위해 필요하다.

· 체중감소 등의 증상과 부작용의 처리를 위해 건강하고 영양이 있고 변화 있는 식이양식이 필요하다.

· 지속적 신체활동은 식욕을 증진시키고 피로제거의 역할을 하고 변비를 감소시킨다.

· 식욕부진이 지속되면 식욕촉진제를 사용할 수 있고 오메가-3-지방산 공급과 비스테로이드 진통제도 상태호전을 위해 유용하다.

· 경구섭취가 안될 경우 칼로리와 영양소를 농축한 영양보조음료가 필요할 수 있고 튜브경관 영양공급 또는 중심정맥 영양공급도 가능하다.

기본적으로 어느 정도 수준의 신체활동은 진행암환자에게는 유익하지만 영양과 신체활동은 병기상태나 컨디션에 따라 개별적으로 결정되어야 하고 정상활동 증가, 오심구토 감소, 피로 감소, 면역력 증진, 기분과 감정 호전 등으로 판단한다.

□ 질문사항들은 무엇인가

· 술은 암 재발 위험을 증가시키나

· 술은 치료 중 피하는 것이 좋은가

· 항산화제는 암 치료 중 사용안하는 것이 좋은가

· 지방섭취 제한이 암 재발에 유익한가

· 식이섬유는 암 방지와 생존율을 증가시키는가

· 육류는 피해야 하나

· 암 치료에 특수식품 안전주의가 있는가

· 과식은 암 재발과 생존율에 영향이 있는가

· 음식물은 감염에 대해 안전하게 처리해야 하나

· 유기농 음식이 추천되나

· 식물화학물질(phytochemical)은 무엇이고 암 위험을 감소시키는가

· 콩류 음식은 추천되나

· 설탕은 암을 성장시키는가

· 비타민과 광물질은 이익인가

· 야채와 과일은 암 재발 방어에 도움이 되나

· 신선, 냉동과 통조림 야채와 과일 간에 영양적 가치의 차이가 있는가

· 생것보다 요리한 야채가 영양가치에 영향을 주나

· 과일야채쥬스가 좋은가

· 채식주의 음식은 암 재발 위험을 줄이나
· 물은 얼마나 먹어야 하나

3. 신체활동은 어떻게 하나

근육과 몸을 움직이는 신체활동은 과도한 지방과 호르몬을 연소시킴으로서 유방암의 위험을 낮추는데 연관이 있고 암 발병률을 30-40% 감소시킨다.

□ 치료의 운동의 이점
· 심혈관 · 폐의 기능 증진, 근육의 강도 · 유연성 · 지속성의 증가, 적절한 체중유지 등의 기본
  신체적 효과가 있다.
· 자신에게 건강함을 느끼게 한다.
· 신체에너지 수준이 정상으로 돌아오도록 돕는다.
· 치료 부작용인 피로, 골소실, 근육소실 등을 적게 한다.
· 긴장, 근심, 우울 등을 줄인다
· 운동으로 인한 비만방지, 염증감소, 호르몬치 감소, 인슐린저항 상승, 면역계 강화 등으로 암
  발생 또는 암 재발을 줄인다.
· 장기간 생존율을 향상시킨다.
· 식욕증진과 규칙적 장운동을 돕는다.

□ 운동의 강도에 따른 종류는 어떤 것인가
· 경한 운동—집안일, 산책, 정원가꾸기, 느린 자전거 타기
· 중증도 운동—활발한 걸음걸이, 댄싱, 줄넘기, 물에어로빅
         —숨이 찰 정도는 아니지만 땀이 나는 운동이다.
· 강한 운동—자전거 타기, 달리기, 조깅, 수영
         —심장이 뛰거나 숨이 차는 정도의 운동이다.

· 추천되는 운동의 정도: 규칙적 횟수와 기간이 강도보다 더 중요하다.
　1. 얼마나 심하게 하나–중증도 운동, 직업적 또는 가정일이 알맞다.
　2. 최소한 얼마나 자주 또는 많이 해야 하는가
　　　· 중증도 운동–주 150분 이상, 매일 30분 또는 10분, 하루 3번
　　　· 강한 운동–주 60분, 3일에 한 번씩
　　　· 무게에 의한 근육강화 운동–주 30분 2-3일에 한 번씩

○ 운동의 계획(종류)은 어떤 것이 있는가

□ 유연성 운동–어깨와 팔의 큰 근육이나 근의 뻗치기 운동
· 관절 내 운동범위와 전반적 유연성의 유지를 도운다.
· 균형과 안정 도운다.
· 근육강도(딱딱함)에 의한 자세변화, 줄어든 관절운동범위, 허약의 부작용을 줄인다.
· 스트레칭, 요가, 막대기운동 등이다. 스트레칭이 유연성을 얻는 열쇠이고 첫 단계이다.
· 수술 후 2-3주에 시작하나 액와림프절제술, 팔부종, 유방재건술에는 3-6주 지연될 수 있다.
□ 수술 후 일반운동 시행
· 수술 후 1주일 내 또는 배액관 제거 후 곧 시작한다.
· 주로 어깨와 팔손 움직임으로 힘이 유지되도록 한다.
　처음에는 보통 일을 한다–먹는 것, 머리빗기, 옷 입는 것
· 누울 때 팔을 심장보다 더 높게 되도록 팔을 배개위에 올린다, 45분 2-3번
· 손을 폈다가 오므리는 움직임을 한다. 15-25분 3-4회
· 숨을 크게 들이마시고 내쉬기를 반복하여 흉부 움직임을 크고 많게 한다. 하루 6회
· 유연성 운동은 수술 후 2-3주에 시작한다.
　처음 누워서, 다음은 앉아서, 나중에는 서서 시행할 수 있다.
　심한 액와림프절 절제술이나 유방재건술 후의 유연성 운동은 몇주, 강도운동은 몇개월 지연
　될 수 있다.
· 종류–어깨 전후 돌리기　　　　　　　–양손 막대 옆에서 들어올리기
　　　–양손 막대 앞에서 옆으로 밀기　　–양손 막대 등 위에서 밀기

179

-한팔을 옆으로 90° 뻗기   -한팔을 돌리기 흔들기

-양팔 W자 자세 만들기   -양팔 뒤로 올리기

-손-목 뒤로 올리기   -팔-뒤로 올리기

-양팔 벽위로 올리기   -한팔 옆에서 올리기

-등뒤로 양손 올리기   -손 압착하기

-양날개를 서로 조이기   -몸통 옆으로 굽히기

-도르레 상하 당기기

□ 에어로빅 운동

-심박동수와 신체가 사용하는 산소량의 증가, 심폐기능 강화, 골성장 자극, 다리와 허리 근육의 강화, 스트레스 감소, 안녕의 증진, 기분변화를 조절한다.

-일반적 일상 신체활동 보다 약간 에너지를 더 쓰는 근육운동이다.

-중증도 강도의 활발한 걷기, 조깅, 사이클링, 수영, 계단오르기, 에어로빅 댄싱

-걷기가 가장 간단하다-하루 30분, 주 3-5일 10,000보 또는 하루 5마일 걷기

□ 체력강도운동 또는 저항운동

-근섬유를 강화하는 운동으로 근육강도와 지구력 증진한다.

-살코기 근육이나 골밀도의 소실을 감소시킨다: 골다공증에 유효하다.

-무게 들어올리기(500g-1kg), 저항운동기구 사용, 엎드려 팔굽이기 등을 시행한다. 주 2-3회, 1회 8-10회

-절제수술 후 4-8주에 시행하고 림프부종 감소에 효과적이다. 재건수술 3개월 후에 시행한다.

· 일반적 신체운동 요령

· 경도

-승강기 타기 보다 계단을 걸어 올라간다.

-가까운 거리는 가능하면 걷기나 자전거 탄다.

-점심식사 후 가까운 곳에 산책한다.

-사무실에서 10분 정도 뻗기 운동이나 빠른 걸음 운동한다.

· 중증도

-춤추기

-하루 10,000보 걷는다.

-TV보면서 운동한다.

-점차 운동량 증가시킨다.

-실질적 운동휴가를 취한다: 자전거 여행, 뗏목 타기

-지역사회운동에 참여한다: 야구, 테니스, 농구

-떨어진 곳에 차를 세우고 걸어서 일을 본다.

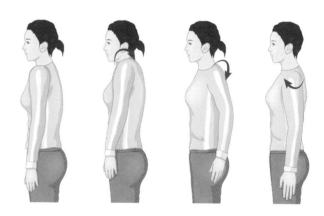

▷ 어깨 으쓱 돌리기

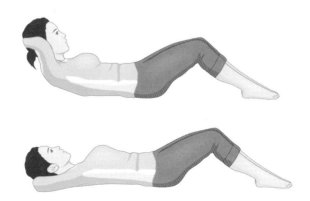

▷ 팔 나비날개 만들기

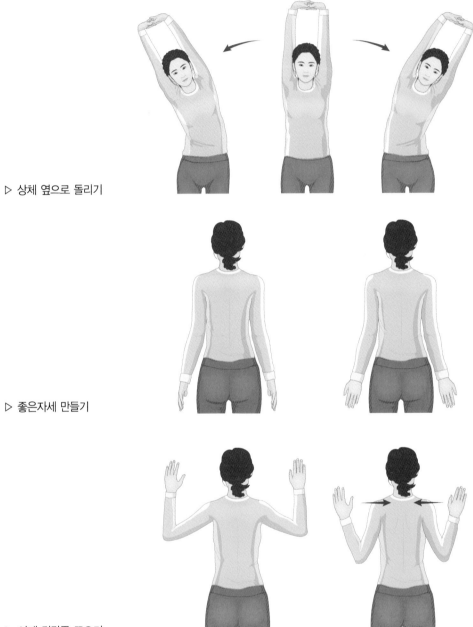

▷ 상체 옆으로 돌리기

▷ 좋은자세 만들기

▷ 어깨 견갑골 쪼으기

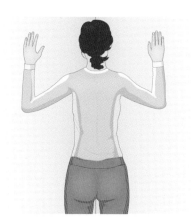

▷ 문틀 위 양팔 뻗치기

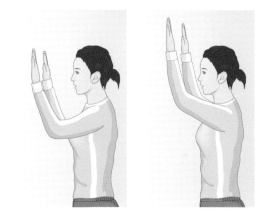

▷ 팔 벽오르기, 팔 어깨 뻗기

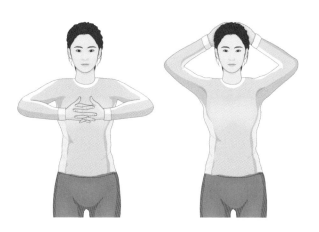

▷ 양손 머리 위 올리기

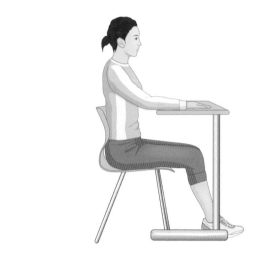

▷ 어깨 견갑골 뻗기

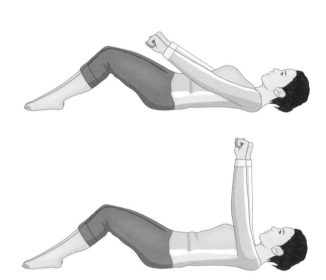

▷ 막대운동

184

Chapter

유방암의 추적

추적이란 환자가 여러가지 방법의 치료를 받은 후 정기적 경과 관찰과 검사를 위해 단기와 장기로 의사를 방문하는 것이다.

□ 추적관리의 중요한 구성은

−수술과 보존치료의 효과 판정과 예후 이해　−재발이나 새로운 암의 발견과 진단

−치료합병증 알아봄　　　　　　　　　　−신체적 재활요구 맞춤

− 신체적, 감정적으로 전반적 건강조정　　−정신적 지원부여

− 유전요소 관련 여부에 대한 상담 등으로서 암환자에게는 아주 중요한 사항이다.

1. 추적검사는 어떻게 하나

□ 병력: −자가유방검사를 시행한다.

　　　　−첫 3년 3−6개월마다 의사방문. 다음 6개월마다 2년간 의사 방문. 그 다음 매년 의사
　　　　　방문한다. 그러나 이상 증상이 있으면 즉시 의사를 방문한다.

□ 진찰: −병력과 유사하고 76−86%에서 환자가 발견한다.

　　　　−종괴제거술+방사선치료 후 매 6개월마다 10년간 시행한다.

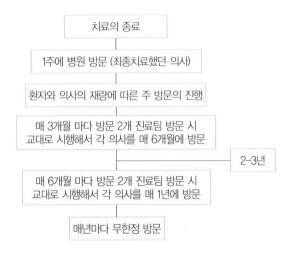

그림 30-1 치료 종료 후의 추적

–타목시펜 사용 후: 매년 자궁암에 대한 골반검사 시행한다.

–아로마타제억제제 사용 후: 골밀도검사 시행한다.

–유방사진: 매년 시행한다. 종괴절제술+방사선치료의 경우 치료 후 6개월에 시행하고 그 다음 1년마다 시행한다.

–유방절제술: 매년 다른 유방 검사한다.

–양측유방절제술: 검사 불필요하다.

–종양표식자검사: –CA15-3, CA27-29, CEA가 있다.

                –증상이나 소견이 재발의심 경우 가장 효과적이다.

                –매 6개월 마다 측정한다.

–양성률: · CEA–국소 18% , · 진행성 61%

           · CA15-3–국소 16%, · 진행성 70%

–영상검사: –전산화단층사진, 자기공명사진, 양전자단층사진 등으로 추적 및 재발을 발견하고 확인을 위해 생검한다.

2. 추적 중 또는 추적 후 관련사항들은 무엇인가

☐ 치유되었는지 어떻게 알 수 있나: 어떤 검사만으로 치유여부를 결정하는 것은 불가능하다.
☐ 치유율은 어떻게 평가하나: 두가지 −암의 병기(크기와 림프절전이).
　　　　　　　　　　　　　　　　　−계획된 치료방법(수술, 방사선치료, 항암제치료, 호르몬치료)
☐ 예후는 재발 없는 생존을 특정한 기간 동안(년)에 걸쳐 % 점수로 나타내는 것이다. 평가는 병기에 따라 추천된 치료를 받은 환자에게 생기는 대략 또는 근사치생존율이다. 최근에 병리검사의 병기결정이 더 정확해지고 항암제의 발전으로 인해 평가된 치유율이 과거보다 더 상승되고 있다.
☐ 수술 후 예후를 조정하는데 어떤 검사를 받아야 하나−치료가 끝난 후 최소한의 검사부터 시행한다.
☐ 2−3주 증상이 지속되면 특수검사(전산화단층사진, 골스캔사진,양전자단층사진)을 시행해 볼 수 있다.
☐ 불필요한 규칙적 특수검사는 방사선노출에 의한 손상과 방사선에 의한 2차암, 과양성소견에 생검 시행과 부작용, 근심걱정 등의 부작용을 초래한다.

☐ 추적에 대한 권고안(한국유방학회)

절차	추적기간			
병력청취와 진찰	3개월	3개월	6개월	12개월
혈액검사, 종양표식자검사	6개월	6개월	6개월	필요시
흉부사진	1년	1년	1년	필요시
유방사진	1년	1년	1년	1년
골 스캔	필요시	필요시	필요시	필요시
복부단층사진	필요시	필요시	필요시	필요시

*필요시: 증상이나 징후가 있을 경우

□ 추적방문에 의사에게 보고해야 할 사항은 무엇인가

· 암 재발 소견으로 보이는 증상들 – 종괴

· 지속되는 동통 등 치료 부작용

· 생활에 지장주는 신체적 문제 – 피곤, 불면증, 성욕소실, 체중변화

· 현재 사용 중 또는 사용하려는 약제, 비타민, 한약제

· 감정적 문제 – 근심, 걱정 또는 우울증

· 가족병력의 변화

· 더 알고 싶은 사항

□ 미국 임상암학회의 유방암 치료 후 재발에 대한 추적검사책략 지침

· 월별 유방자가검사 　　　　· 연별 유방사진

· 정확한 신체검사 　　　　　· 병력진술–첫 3년 매 3-6개월, 그 다음 매 6-12개월

□ 유방암 생존자들의 10대 증상(미국)

· 전신통증–70%　　· 두통–59%　　· 체형변화에 불만족–68%　· 안면홍조–55%

· 뻣뻣한 근육–64%　· 급한 성질–53%　· 기억력장애–64%　　　· 일찍 일어남–52%

· 관절통–52%　　　· 예민한 유방–51%

□ 전원 시 필요한 진료기록지들

–조직검사 또는 수술 후 병리보고서 사본

–수술기록 사본

–퇴원요약서 사본

–방사선치료기록 사본: 방사선 종류와 강도, 치료날짜와 장소가 표시된 요약서

–전신요법 시행기록: 약품명, 용량, 치료날짜

○ **추적에 관한 기타 질문사항들**

−얼마나 자주 의사를 방문하나   −첫 방문은 술후 얼마인가

−어느 검사가 추적검사에 가장 효과적인가   −얼마나 자주 검사를 해야 하나

−유방사진은 얼마나 자주 시행하나   −재발은 어떻게 아는가

−질문을 위해 누구를 찾아야 하나   −주의해서 보아야 할 증상은 무엇인가

재발

재발은 암을 근치적으로 치료한 후 일정기간 무병상태에 있다가 2-3년부터 10년 이상까지 어느시기에 암이 다시 발생하는 것이다.

☐ 재발-불신을 넘어서 이중위험으로 처음보다 더 나쁘다

　　-괴로운 감정이 더 많다 :

　　　· 첫 번째-놀람

　　　· 두 번째-의사, 자신, 자기 몸에 대한 분노

　　　· 세 번째-했던 일과 안했던 일에 대한 자책감.

☐ 왜 재발하나: 안전한 절제술, 술후 검사, 음식조절, 운동 등을 시행했음에도 일부 암세포가 파괴를 피하고 발견 안된 채 남아있다가 점차 커져서 종괴가 된다. 전체의 20-30% 정도 재발한다.

☐ 외관과 치료는 재발 암의 성질과 범위에 따른다.

☐ 재발의 형태: -국소: 흉벽, 피부, 처음 수술부위. 80-90%가 5년 이내 발생

　　　　　　-국부, 구역: 액와부, 쇄골상부 또는 흉근

　　　　　　-원격: 골, 폐, 간, 뇌의 발생순이나 다발성이 많고, 결국 원격전이가 가장 많다.(60-70%)

☐ 재발의 성질: 암세포의 단백질과 유전적 구조

☐ 재발의 범위: 관계된 부위의 수, 관계된 장기와 종괴의 크기

□ 재발의 시기: 처음 치료의 간격

　· 첫 5년 이내–국소국부 재발은 3년, 원격 재발은 2년에 주로 나타난다.

　· 첫 10년 이내 재발이 없어야 완치로 판정한다. 그러나 드물게 전이암이 수면휴식하다가
　　10년 이후 어떤 유발인자에 의해 깨어나 다시 암 성장과 재발을 할 수 있다.

□ 재발의 공격적 형태: 5개 이상 다발성 장기, 염증성암, 3중 음성암 등이 있다.

□ 재발의 발견–검사, 2주 이상 진행된 새로운 증상과 신체적 소견, 과거 암 치료 여부로 확인한다.

□ 재발 위험의 일반적 요소

　–40세 이하의 젊은 층　–5cm이상의 암 크기

　–고등급 암　　　　　　–림프절전이암

　–변연부 암침윤　　　　–유방피부의 염증성암

　–5년 이상 장기 간격

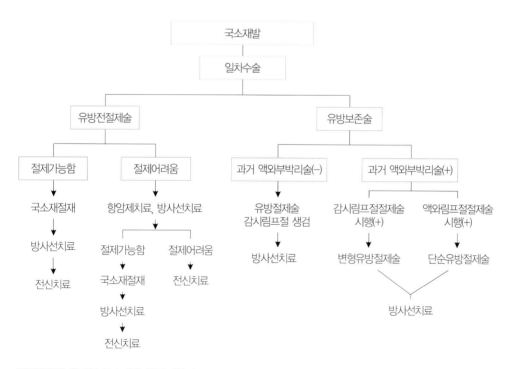

그림 31-1 유방암 국소재발 치료지침 ★

□ 재발에 대해 염두에 두어야 할 사항들은 무엇인가
  · 치료에 적극 참여한다–질문, 정보 지속, 치료결정 참여
  · 지원을 찾는다.
  · 자신을 심적으로 편안하게 한다–감정을 건설적인 방법으로 잘 처리한다.
  · 건강행동에 집중한다–음식
  · 신체와 정신의 건강을 유지한다.

1. 유방보존수술 후의 재발

□ 병기 I, II에는 드물다. 10–15% 발생한다.
□ 증상소견: 1/3–유방사진에서 발견된다.
       1/3–자신이나 의사에 의한 신체검사로 발견된다.
       1/3–유방사진과 신체검사에 의해 발견된다.
□ 환자에 의해 처음 수술부위 근처에서 발견되는 수가 많다
□ 보통 3–4년 후 재발한다. 방사선치료 후 1–2년 내 변화한다.
□ 증상소견: 새로운 종괴나 피부 변화
       –새로운, 단단한 종괴나 결절   –유방부위 비후
       –새로운 동통   –피부의 함몰
       –피부의 반점, 부종, 또는 염증   –유두의 편편해 짐
□ 검사: –자기공명사진, 초음파사진, 양전자단층사진, 흉부X선사진, 골스캔사진
     –생검과 호르몬수용체, HER–2상태
□ 치료: · 수술–유방전절제술±액와림프절 곽청술
     · 방사선치료–과거력 없는 경우
     · 약물치료–항암제치료, 호르몬치료, 또는 병합치료
□ 치료 관여요소: –첫번째 치료   –월경상태
        – 무병간격   –호르몬수용체와 HER–2상태

▫ 예후 관여요소: –치료와 재발간의 시기적 간격   –림프절 상태

　　　　　　　　　–비침습 재발　　　　　　　　–격리적 재발

2. 유방전절제술 후 재발

▫ 1년 0.6%, 10년 이상 5-10%에서 발생한다. 술 후 3년 후 재발하나 90%는 첫 5년 이내 재발한다.

▫ 림프절 전이 양성에서 재발 발생이 많다. 40-65% 흉벽 원부위에서 발생한다.

▫ 이미 20-30%가 원격전이 동반가능성 있다. 결국 80-85% 재발한다.

▫ 증상소견: 통증 없는 결절이 수술 부위의 피부 또는 피부밑 단독 또는 다발성으로 발생한다.

▫ 치료방법은 재발부위에 따라:

　–수술 ± 방사선치료

　–방사선치료+항암제치료 또는 호르몬치료

　–호르몬치료+항암제치료

　–수술+방사선치료+전신치료: 5년 완화 36-52%

▫ 예후요소: 5년 생존율 50%

　–치료와 재발간의 시간적 간격　　–국소적 재발

　–완전한 절제술　　　　　　　　–호르몬수용체 상태

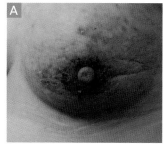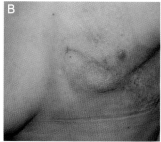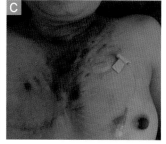

그림 31-2 A. 종괴절제술 재발, B. 유방절제술 재발, C. 유방전절제술 후 흉벽재발

○ 국부적 재발(Regional)

 액와림프절에 주로 발생하고 쇄골상림프절과 내유방림프절에도 발생한다.

□ 증상소견-30%에서 발생한다(1/3)

        -국소림프절 종괴   -팔부종

        -지속적 팔과 어깨 통증   -팔과 손의 감각소실 증가와 운동기술 손상

        -지속적 흉부동통

□ 치료: 액와부-수술+보조치료(방사선치료, 항암제치료, 호르몬치료)

        쇄골상부, 내유방-방사선치료+보조치료(방사선치료, 항암제치료, 표적치료(허셉틴))

□ 예후: 림프절 전이가 있으면 타부위전이 가능성 높다. 전이가 없어도 25% 정도 재발한다-0.2mm-2mm이하의 발견 안된 미세림프절 전이가 원인인 듯 하다.

3. 원격전이성 재발

□ 유방과 림프절을 넘어선 전신전이. 20-30%발생하고 동시 발생도 10-30%이다.

□ 다른 부위 림프절 전이-원격전이, 병기 IV에 해당된다.

□ 증상과 소견

  -폐: 15-33% 발생, 사망 시 2/3발생, 지속적 건조기침, 호흡곤란, 숨참, 흉통

  -간: 35-40% 발생, 사망 시 60-70% 발생, 식욕 감퇴, 복부 불편감, 구역 구토, 체중 감소, 황달

  -뇌: 15-20% 발생, 심한 두통, 시력 장애, 발작, 체부균형과 허약, 지속적 구역질

  -골: 가장 흔하고 빠르다. 25-70% 발생. 통증, 골절, 고칼슘혈증, 신경압박증상(척추), 5년 생존율 40%, 수명 2-4년

□ 진단방법: 생검, 호르몬수용체, HER-2상태

□ 검사종류

  -혈액검사: 종양지표, 간기능

  -영양검사

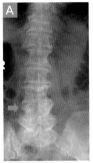
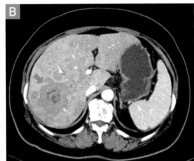
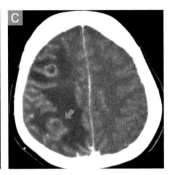
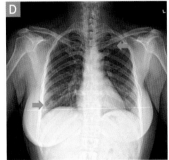
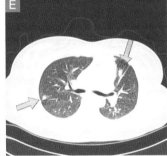

그림 31-3
A. 척추 전이 (단순 골사진)
B. 간 전이 (CT사진)
C. 뇌 전이 (MRI사진)
D. 폐 전이 (흉부사진)
E. 폐 전이 (CT사진)

□ 전이 부위별 치료방법: 암이 통제가능하면 오래 시행한다.

　-척추: 방사선치료　　　　　-뇌: 방사선치료

　-간: 항암제치료,호르몬치료　　-폐: 전신치료

　-골: 호르몬치료, 비포스포네이트

□ 예후: 재발 후 평균생존율-2-3 1/2년. 22%-5년 , 10%-10년

　　　　관여인자 -호르몬치료와 재발 간격　-호르몬 반응

　　　　　　　　-재발 장소　　　　　　　-재발의 다발성 여부

□ 원격전이에는 가능하면 오래, 편안하게, 증상과 부작용을 최소화하면서 가장 좋은 삶의 질을 살도록 하면 성공이다. 전이암 환자의 가장 힘든 일은 얼마나 오래, 얼마나 고통스러운가를 잘 모르기 때문에 힘든다. 이 경우 의사로부터 병의 과정에 대해 많은 정보를 얻고, 상담이나 지원단체, 종교를 통해 감정을 처리하는 것 이다.

□ 재발에 대해 의사로부터 기대되는 질문사항들

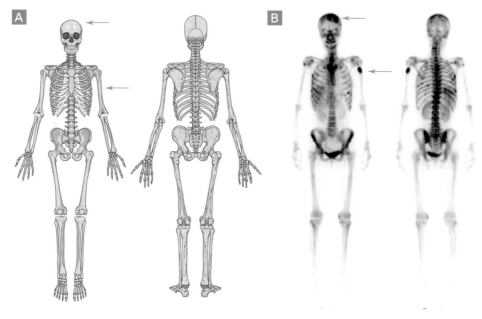

그림 31-4 골전이. A. 단순골사진(두개골, 좌상지), B. 골스캔사진

· 언제 처음 증상이 시작됐나.　　　　　· 시간이 지나면서 증상이 변하나

· 암의 첫 증상과 다르게 증상을 느끼는가 · 전반적으로 어떻게 느끼나

· 체중감소나 식욕소실은 없나　　　　· 통증은 어떤가

▢ 한국유방암학회 재발률

　병기0 – 5%, 병기 I – 15%, 병기II – 25%, 병기 III – 60%

○ **재발에 관한 기타 질문사항들**

　–암이 재발되었나　　　　　　　　–증상에 대해 가능한 원인이 있는가

　–어떤 종류의 검사가 필요한가　　　–이 재발에 가능한 치료는 무엇인가

　–암시되는 다른 대치방법은 무엇인가　–어떤 임상시험이 있나

　–예후는 어떤가

한국인 유방암의 생존율

□ 유방암의 생존율은 다른 장기의 암보다 훨씬 높다.

□ 외국의 과거 보고에서 무치료 예들의 평균생존기간은 38.7개월, 5년 생존율은 18%, 10년 생존율은 3.6%이었고, 조기발견에는 5년 생존율이 65%, 10년 생존율이 38%이었다.

□ 최근 한국에서도 유방암의 조기발견의 증가와 치료의 향상으로 생존율이 극히 좋아지고 있다.

□ 1993년부터 2002년까지 10년간 조사

　-전체 생존율은 5년-80.3%, 10년-70%이었다.

　-1993-1997년 5년 생존율 77.6%에서

　　1998-2002년 5년 생존율 82.6%로서 5% 증가하였다.

□ 생존율은 병기가 우선 관여한다. 병기가 증가할수록 생존율은 저하한다.

　·1993년부터 2002년까지 10년간 조사

	점유율	전체(5년)	전체(10년)
0	4.9%	99%	96%
I	26.1%	95.6%	91.8%
II	53.1%	88.6%	77.0%
III	18.0%	64.2%	44.7%
IV	2.8%	28.2%	9.9%

□ 시기적 5년 생존율은 점차 증가하였다.(2014년 유방암백서)
  · 1993-1995년: 78%
  · 1996-2000년: 83.2%
  · 2001-2005년: 88.2%
  · 2006-2010년: 91.1%

□ 2008년 유방암학회 보고의 5년 생존율(%)

병기	0	I	II	III	IV
생존률(%)	99	98.2	91.7	68.2	30.0

□ 액와림프절 전이의 생존율 영향: 전이가 많을수록 생존율이 저하되었다. ★

개수	점유	생존율
0	35.3%	94.6%
1-3	25.0%	87.5%
4-9	10.6%	77.4%
10이상	9.1%	56.2%

□ 유방암의 병리적 양상에 의한 예후는 암 종류에 따라 차이가 있다.
  · 예후 좋은 유방암 60%-연간 사망률 2.5%
  · 예후 나쁜 유방암 6%-연간 사망률 25%
□ 수술 방법에 따른 예후와 생존율은 차이는 없다.
□ 남녀성별에 의한 생존율의 차이는 없다(86.6%-여, 88.1%-남).
□ 병기 III의 35세이하 젊은 연령에는 상대적 5년 생존율이 저하되었다.
  · 35세이하: 52.1%   · 35-49세: 75.5%   · 50세이상: 71.6%
□ 호르몬수용체 양성이 음성보다 예후, 생존율이 증가되었다.
  · 수용체 양성 5년 생존율 – 91.1%   · 수용체 음성 5년 생존율 – 83.1%

· 수용체보다는 병기가 더 중요하다.

□ 유방암 사망률(2014년 유방암백서)

  100,000명 당 −2000년 4.8명   −2004년 6.1명

                 −2008년 7.0명   −2012년 6.1명

  − 외국: 미국 14.9명, 일본 9.3명

  − 유방암의 사망률은 전체 암의 사망률 중 2.7%를 차지한다.

  * 발병 수 증가에 따른 사망 수도 점차 증가하고 있다.

임신과 유방암의 관계

□ 임신 중 유방암 발병은 1/10,000명–1/30,000명으로 드물고 전체 유방암 발병의 0.2-3.8%
를 차지한다. 임신기(임신 중 또는 출산 1년 이내와 수유중)의 유방암 발병은 2.8-7.3%를 차
지한다.

□ 35세 이하는 35%가 임신기 유방암이고 그 중 임신이 50%, 수유기가 50%이다.

□ 임신에 의한 신체변화로 인해 신체검사의 어려움과 임신자체로 유방조직이 치밀하고 종괴
같이 되므로 유방사진상 가음성으로 판독되어 진단이 늦어질 위험이 있어 진행가능성이 있
다.

□ 진단은 초음파검사, 유방사진, 중심침생검 등으로 한다.

1. 임신 중 유방암 치료는 어떻게 하나

임신자체는 암 발생과 예후에 관계는 없고 진단이 지연될 수 있다. 임신중절은 필요하지 않다.
치료는 암 단계인 병기와 태아 발달 단계인 태아 기간과 환자의 선택에 의존한다.

□ 1분기–장기형성 시기이므로 임신 첫 3개월이 가장 예민하다. 치료가 불리하다.

  –약물치료는 안된다. 2기까지 기다린다.

  – 수술: 초기병기는 일분기 후 유방절제술+액와림프절제술 시행이 가능하다.

후기병기-종괴절제술+항암제치료+출산 후 방사선치료

-방사선치료: 태아 비정상 또는 유산 가능성이 있다.

-호르몬치료: 추천 안된다, 임신과 태아에 영향준다.

-임신유지와 치료연기 요소: 임신기간, 필요한 치료의 종류(수술, 항암제치료, 호르몬치료, 방사선치료), 암 상태의 위험도가 관여한다.

-치료적 유산: 진행성으로 항암제치료가 필요한 경우에 시행한다. 유산 후 치료가 쉽다.

□ 2분기-적극적 치료한다.

-임신유지나 임신중절에 대한 확실한 지침은 없고, 암 상태나 치료와 환자의 소망에 따라 환자와 의사가 의논하여 결정한다.

-전신마취와 수술시행과 항암제치료는 가능하고 방사선치료는 불가능하다.

□ 3분기-적극적 치료로 2분기와 거의 같다.

-주로 수술과 항암제치료를 시행한다. 그러나 호르몬치료, 방사선치료는 분만 후 시행한다. 표적치료는 시행할 수 있다. 항암제치료는 분만 3주 전에 중단해야 백혈구감소증으로 인한 감염을 예방할 수 있다.

-예후는 병기와 상관관계가 있다.

□ 수유 중 유방암은 어떻게 하나

· 수유 중-양성유방종괴와 유관폐쇄의 변화를 잘 인지 못하고, 유방염과 염증성유방암과 구별이 잘 안된다.

· 수술 위해 수유 중지-유방크기 감소, 감염 감소, 혈류 감소가 된다.

· 항암제치료 중 또는 후 수유 중지-수유 중 영유아에게 약제주입 가능있다.

· 수유 중 유방사진 판독이 힘들다. 6개월-2년 되어야 정상이 된다.

2. 유방암 치료 후 임신은 어떻게 하나

□ 일반적으로 안전하다.

□ 임신여부는 환자의 선택과 재발가능성에 달려있다. 치료 후 임신은 보통 2년 후에 시도한다-

이 시기가 재발이 많은 시기이다. 길게는 5년을 기다린다.

□ 더 빨리 임신 원한다면 −항암제치료 또는 방사선치료 후 6-12개월에 시도한다

□ 호르몬치료가 끝난 3개월 후 약제효과 소실 후 시도한다

□ 임신금기: 강한 호르몬수용체 양성, 림프절전이 양성, 빠른 성장의 종괴를 가졌던 과거의 임신, 타목시펜 복용 중

□ 항암제치료 후 임신율: 40세 이하−50%, 40세 이상−20%

□ 항암제치료나 호르몬치료 사이에 4주 간격이 있다. 상담이 필요하다. 이 시기에 장차 임신을 위한 수정란채취와 냉동배아를 시행할 기술사용이 가능하다. 20%에서 시험관 수정을 한다.

□ 앞으로 5년간 암에 자유로울 기회:

· 병기0: 100%   · 병기I: 85-90%   · 병기II: 75-85%,

· 병기III: 55-65%   · 병기IV: 10-20%

○ **임신과 유방암에 대한 기타 질문사항들**

· 암 치료가 수정에 어떤 영향을 주는가

· 암 치료 시작 전에 불임을 방어할 어떤 방법은 없는가

· 수정을 유지하려는 어떤 치료선택권이 암 치료에 영향을 주는가

· 암 치료가 끝난 후 수정가능 여부는 어떻게 알 수 있나

· 암 치료 후 난소손상이 조기 폐경을 일으킬 수 있나

· 만약 불임된다면 가족을 가지기 위해 어떤 선택권이 있나

· 암 치료 전에 불임 전문 의사를 소개시켜 줄 수 있나

유방암 치료 후의 문제점과 부작용

1) 폐경(menopause)

□ 원인 · 수술적 폐경−자궁적출술과 양측난소절제술 후 발생한다. 자연적 폐경보다 증상이 빠르고 심하다.

　　　· 호르몬치료에 의한 폐경−난소의 호르몬생산 억제−졸라덱스, 루프론

　　　· 항암제치료, 방사선치료로서 난소기능이 감소된다. 항암제−가역성, 방사선−비가역성

□ 갑작스러운 폐경의 영향은 무엇인가

갑작스러운 폐경으로 인한 증상은 50%가 1년 이내에, 30%가 2.5년 이내에, 20%가 그보다 더 늦게 발생한다.

　· 초기: 혈관운동성−홍조, 야간발한 등

　　　　정신심리적−우울, 불면, 슬픔 등

　　　　전신증상−근육통, 관절통

　· 중기: 비뇨생식기−질건조증, 피부−주름

　· 말기: 골다공증, 심혈관과 뇌의질환, 인지기능장애

□ 정상적 생리현상

−40세까지 대부분 수정이 가능하다−배란, 월경이 있다

−폐경시작의 평균연령은 51세이다.

-10년 동안 호르몬생산이 점차적 감소된다: 갱년기로서 폐경기 근접(10년간)을 의미한다.

□ 폐경효과의 안면부 증상

· 홍조-에스트로겐수치 감소: 비정상 혈관조절. 68-93%에서 나타남

-피부온도 섭씨 1.2도 상승함

-30초~몇 분 또는 1시간 지속됨, 오전 6-8시와 오후 6-10시에 주로 발생함

-월경 끝난 후 1-2년 지속됨

· 치료-층으로 옷 입기, 면옷 입기: 공기순환 잘됨, 습기흡수 잘 됨

-유인요소 찾기: 흡연, 뜨거운 음료, 매운 음식, 술, 더운 날씨는 불리함.

-차갑게 하기: 차가운 음료수

-음식변화: 소량의 가벼운 음식, 저칼로리와 저지방음식, 야채와 과일이 많고 시원하거나 따뜻한 음식

-규칙적 운동: 하루 30분, 주 3-4시간

-중국약제: 한약제, 차, 인삼, 침술

· 약제-호르몬제: 단기간 소량의 에스트로겐으로 증상이 감소되나 유방암환자에게는 권장되지 않는다.

-비호르몬제

: 비타민 E   : 항고혈압제(클로니딘)

: 항우울제(이펙소, 팍실)   : 항발작제(가바펜틴)

: 한약제

· 질과 회음부의 관리

-질건조, 통증, 소양감 등이 주요 증상이다.

-불필요한 상처나 외상을 피한다   -감염을 방지한다

-윤활유를 바른다.   -질 에스트로겐제 크림 또는 질정을 사용한다

2) 불임(infertility)

임신과 치료 간 많은 문제와 선택이 있지만 암 치료가 임신문제보다 우선이다.

□ 문제와 선택의 사항들:

-중요한 순간에 생을 어떻게 방어하는가   -누가 무엇이 먼저냐

-임신되는 것이 안전하나   -아이를 볼 만큼 오래 살 것인가

-가까운 친척이 있는가   -입양이 의미가 있는가

□ 난소에 영향을 주는 방사선치료, 호르몬치료, 항암제치료가 불임에 관여한다.

항암제치료는 월경주기에 영향준다. 방사선치료는 난자에 영향 준다

□ 약제 치료 후에는 임신이 가능하다.

□ 항암제의 종류와 양이 불임에 관여한다.

사이톡산+메소트렉세이트+플루오로우라실-50%, 아드리아마이신+사이톡산-90%에서 월
경 중단한다.

투여중단 후 40대 이하는 월경 회복이 50%이고, 40대 이상은 월경 회복이 적다.

□ 월경주기의 회복시기: 첫 6-12개월, 때로는 2-3년 걸린다.

연령이 관계한다-젊을수록 월경 중단이 적고 수정이 잘 돌아온다.

□ 일시적으로 난소를 차단하여 항암제손상을 줄일 수 있는 약제로는 루프론, 졸라덱스가 있다.

□ 검사는 혈중 난포자극호르몬과 황체형성호르몬으로 결정한다. -난소기능 있으면 호르몬 하
강, 폐경이면 호르몬 상승이다.

□ 시험관 인공수정-냉동보관. 2-6주, 배아냉동-정자 필요, 난자냉동-정자 불필요

3) 림프부종(lymphedema)

액와림프절절제술이나 유방절제술 후 또는 방사선치료와 같은 암 치료의 부작용으로 팔에
서 림프액의 상부로의 배액이 장해되어 림프액이 팔 내의 연조직에 차면서 부종이 생기는 것이
다. 수술의 종류에 따라 5-35% 발생한다(감시림프절절제술 후 2-6%, 광범위림프절절제술 후
17-35%)

□ 증상: -팔과 손이 조이는 감   -양측 팔둘레가 2cm이상 차이가 나는 부종

-감각변화   -통증

-팔의 운동과 신축의 장애   -피부변화: 두꺼워지며 뻣뻣해짐

205

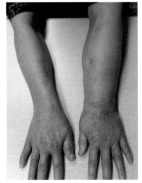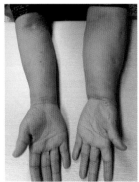

그림 34-1 림프부종(좌측)

□ 발생단계:

1단계	2단계	3단계
–잠복성, 가역성 –연한 부종, 피부정상 –팔 올리면 효과	–비가역성, 조직 섬유성 변화	–림프액 정체 –코끼리피부 변화 –완치 안됨

□ 소견: 급성–수술 직후, 만성–수개월 후 또는 드물게 수년 후 발병한다.

□ 유방부위 부종은 정상적으로는 2–3주 내 소실되고 팔부종은 흔하지 않다. 첫 1년–5%, 평생 15–50%

□ 정상적 부종을 완화시키기 위한 방법:

–머리다듬기, 옷입기, 목욕 등 정상활동을 한다.

–누울 때 팔을 배개 위에 하루 2–3번 1시간 정도 올린다.

  심장보다 위에 손을 하루 3–4번 15–25회 개폐를 시행한다(공 잡기)

–의사가 허락하면 몸 주위로 여러가지 팔운동을 시행한다–점진적 뻗기운동과 근력운동 시행

–위험한 압력을 피한다–혈압계 사용, 주사침 찌르기, 꽉 끼는 악세서리나 옷 입기, 무거운 것 들어올리기, 심한 반복적 운동(밀고 당기기)

–너무 뜨겁거나 너무 차가운 온도는 피한다.

　　　－운동도 적당히 한다.

　　　－팔 부위의 감염을 피한다.

　　　－치료 4-6주 후 정상활동을 시작한다.

□ 최근 액와림프절절제술 시행률이 줄어 림프부종 발생도 감소되고 있다.

□ 치료

　　　－압박소매붕대를 일하는 시간에 낀다.　　　－이상적 체중을 유지한다.

　　　－소금과 설탕을 제한한다.　　　　　　　－수분을 섭취한다.

　　　－이뇨제는 일시적 효과이다.　　　　　　－술과 담배를 피한다.

　　　－압박붕대로 수동 림프배액한다

　　　－피부마사지 1일, 1시간씩 2회, 5-6일/주, 3-6주

　　　－완전 비충혈 물리치료로 수지배액, 압박붕대, 운동은 한번에 시행한다. 1일 1회, 1-4주

　　　－공기압박펌프를 2시간 지속한다.

4) 팔과 어깨 기동성 감소

□ 림프절절제가 가장 관계된다. 수술 후 움직임의 결핍으로 기동성이 적어진다.

□ 상부 가동(외전)이 가장 영향이 많다-머리빗 빗기가 잘 안된다.

□ 운동: －팔과 어깨의 근육을 서서히 뻗기　－팔 올리기　　　－팔의 벽올리기

　　　　　－심호흡하기　　　　　　　　　　－어깨 돌리기　　　－손 압착하기

　　　　　－팔 돌리기　　　　　　　　　　　－도르레 당기기

5) 탈모(Hair loss)

□ 유방암 치료에 가장 고민스러운 부분이다. 신체적 외모의 변화 이외에 "나는 암을 가졌다" 라는 표시이다.

□ 두부에 보통 100,000개의 털이 있고 털은 1달에 1cm씩 성장한다. 세포의 성장:휴지는 10:1 인데 성장보다 휴지가 많으면 탈모가 발생한다.

□ 항암제치료로 빨리 성장하는 세포인 모낭을 위한 단백생산주기가 중단되면서 모낭이 파괴되어 털이 소실되거나 엷어지거나 약해지거나 늘어지거나 건조해 진다.

□ 두부탈모가 항암제치료 시작 후 10-20일에 가장 먼저 나타난다. 하루 50-100개 소실이 4-8주 진행된다.

□ 항암제 중: ·탁솔, 탁소테어-완전한 탈모   ·아드리아마이신-수주 내 탈모
　　　　　　　·사이톡산+메토트렉세이트+5에프유-드문드문 엷음   ·젤로다-영향 없다.

□ 탈모는 항암제치료가 적어도 어느 정도는 작용하고 있다는 보증도 된다. 병합요법으로 탈모가 더 심해지기도 한다.

□ 탈모의 극복: "멋지게 보이고 기분 좋게 느끼는" 계획을 세운다.

□ 탈모를 늦추기 위한 방법들
　-필요할 때만 따뜻한 물로 머리를 감는다. -머리털을 당기지 않고 고무밴드 사용을 피한다.
　-연한 샴푸 사용한다.　　　　　　　　　 -염색 또는 파마를 하지 않는다.
　-머리털 건조기나 곱슬머리하기를 피한다. -머리망을 하고 잔다
　-스프레이나 젤을 사용하지 않는다.　　　 -부드럽고 매끄러운 사틴배개를 사용한다.
　-머리를 감싼다: 스카프, 모자, 터번, 태양차단막 사용한다.

□ 항암제치료 전 환자의 결정 사항들
　1. 머리털 깎기(대머리)　　　　　 2. 모자, 스카프 사용
　3. 가발-자신의 머리털이 아직 조금 남아있으면 사용
　4. 약제-로레인(미추서딜)

□ 탈모의 재생: 3-6개월에 정상적 모양이 된다.
　·몇 주-보플한 털이 눈에 보인다.
　·한 달-뻣뻣한 털, 띄엄띄엄 보인다.
　·몇 달-2.5cm이상 성장한다.
　·6 개월-새로운 머리털. 약하다.
　-눈썹이나 음모가 머리보다 빨리 성장한다.
　-외모: 화장은 좀 진하게 하고, 눈썹은 머리색깔에 맞게, 그리고 크고 흔들리는 귀걸이 한다. 염색은 머리털이 1-5cm 자랄 때 한다.

6) 피로(Fatigue)

☐ 암 치료 중 또는 후 가장 흔한 부작용으로 76%에 나타나고 1년 내에 가장 많이 발생한다. 치료 중에 있을 수도 있고 치료 후 6개월 또는 수년 지속될 수도 있다. 항암제치료를 2-3일 시행하더라도 피로는 3주 지속될 수 있다.

☐ 피로는 정상적으로 또는 좋게 느끼지 못하는 것이다. "지친감"

-에너지의 총체적 소실이다.   -무거운 다리를 가진 것 같다.

-전체적으로 약하다.   -사람이나 물건에 흥미가 소실된다.

-보통 일과에도 지치고 기운이 다 빠진 것 같다.   -가벼운 활동에 숨이 차거나 심장이 뛴다.

-허기속에 달리는 것 같다.   -어떤 일에 집중이나 기억이 잘 안된다.

☐ 원인: -감정적 정신적 원인: 암의 진단과 치료에 대한 불확실성, 우울, 긴장

-신체적 원인: ·수술과 마취   ·항암제치료-빈혈

           ·방사선치료   ·면역력 감소에 의한 감염

           ·스테로이드   ·체중 증가

           ·수면장애   ·긴장

           ·만성통증   ·활동력 저하

           ·영양불량   ·약물(진통제)

           ·갑상선기능부전   ·홍조

☐ 암에 의한 피로와 지침(tireness)의 감별사항:

지침-단기간, 휴식이나 수면으로 회복된다. 힘든 날의 마지막에 생긴다.

암피로-장기간. 휴식이나 수면으로 회복 안된다. 하루종일 생긴다.

☐ 피로를 이기는 방법

-에너지를 보존하는데 필요한 것을 하고 무엇이 에너지를 복구한다는 것을 알고 에너지의 지원과 요구와의 균형을 알아야 한다.

-가장 중요한 것 같은 3가지를 먼저 정하라. 해야만 하는 또는 하기를 원하는 일들을 선택하라.

☐ 해결방법:

-피로는 신체가 회복이 필요하다는 신호이다. 몸을 들고 에너지 치수를 확인한다.

　　　−근이완을 위해 명상, 요가, 마사지 등을 시행한다

　　　−중간 수면과 휴식 취한다

　　　−적당한 운동한다

☐ 의학적 원인을 알고 치료한다.

☐ 약물사용을 해 본다−리타린, 덱세드란, 프로비질, 카페인

☐ 에너지를 보존하고 할당한다.

　　　−가장 에너지가 많을 때 활동계획을 한다.

　　　−앉아서 일한다−에너지보존을 위한 행동을 찾아라

　　　−'예', '아니오'의 스트레스를 감소시킨다.

　　　−좋은 아침식사를 한다.

　　　−충분한 음료수를 마셔 건조방지한다.

☐ 피로가 사라지는 기간은 진단부터 치료가 끝나는 기간 정도 만큼 걸린다.

7) 통증(Pain)

☐ 암성통증과 비암성통증으로 구분한다.

　　· 암성통증−수술치료, 방사선치료, 항암제치료 후에 발생한다.

　　· 비암성통증−지속적으로 과도한 사용, 힘든 새로운 활동, 외상, 의학적 고령, 치료의 부작
　　　　　　　용 등으로 발생한다.

☐ 급성통증과 6개월 이상 지속되는 만성통증으로 구분한다.

☐ 통증의 종류: −예리한, 둔한, 뜨거운. 차운, 욱신거리는, 쑤시는

　　　　　　　　−지속적, 간헐적, 재빠른

　　　　　　　　−하루 종일, 특별시간에 더 심해지는 것

☐ 통증의 특별한 상황

　　· 어느 부위에서 시작하나−한 부위 또는 주위에 돌아다니나

　　· 어떤 통증 같은가−예리한, 둔한, 쑤시는, 욱신거리는

　　· 어떤 선행사건이 있었나−장기간 사용한 스테로이드의 중단, 장기간 침상휴식 후 활동개시

☐ 통증이 얼마나 심한가: 1-10으로 강도 표시. 숫자 오를수록 통증증가를 의미한다.

☐ 통증의 성격

· 통증이 얼마나 오래 지속되나-지속적, 간헐적, 급히 지나가는 통증

-같거나 때로는 더 악화

· 무엇이 통증을 더 심하게 하나-위치 또는 움직임, 음식, 날씨, 누울 때

· 무엇이 통증을 더 감소시키나-위치, 시간, 약물

· 다른 증상과 동반여부는 있는가

☐ 통증치료약제 사용법

-시간에 맞추어 규칙적 사용으로 지속적 통증완화를 유도한다.

-취할 수 있는 약을 사용한다.

-적은 용량에서 시작하여 통증증상에 따라 양을 증가한다.

-적절하다면 복합약제를 사용한다.

-1주 내 반응이 없으면 약을 바꾼다.

-약제의 다른 부작용을 알아야 한다.

-투여를 단순하게 하고 생활습관에 맞게 한다.

-약물알러지를 알아야 한다.

☐ 치료약제 종류

· 비마약성: 좌포(가게)약-비스테로이드성 항소염제인 이부프로펜, 나프록센, 아스피린

-다른 것-아세타미노펜

약국(의사처방약)-비스테로이드성 항소염제, COX-2억제제-세레브렉스

· 마약성:모르핀(엠에스콘틴), 하이드로모르핀, 옥시콘돈, 펜타닐(듀로제식), 메페리딘(데메

롤), 메사돈(도로핀)

· 마약성/비마약성: 아세타미노펜/옥시콘틴, 아스피린/옥시콘틴

☐ 신경통증

탁산 사용 후 급성으로 3-4일에 발생한다. 주로 손발 저림과 감각저하가 있다.

-비스테로이드성 항소염제(±)마약제   -스테로이드

-신경통증 완화제(가바펜틴)   -방사선치료

211

　　　　　　-경피적 전기신경자극　　　　　　　　-신경차단

　　　　　　-수술　　　　　　　　　　　　　　-약물 용량감소 또는 중단

□ **근과골격통증**

　활동한다-규칙적 운동, 신전운동, 요가, 휴식

　보충제 투여한다-칼슘, 비타민D, 글루코사민, 콘드로이틴, 오메가 생선유(oil)

　보완요법 시행한다-침, 마사지

　약제 사용한다: -비스테로이드성 항소염제, COX-2억제제　-아세타미노펜

　　　　　　　　-항우울제　　　　-항경련제　　　　　　-비스포스포네이트

□ **관절통**

　· 원인: 1) 항암제치료 후 류마티즘-5%발병

　　　　　　2) 아로마타제억제제 사용 후 50%발생

　· 치료시작 1-2개월에 발생하고 6-12개월에 호전된다.

　· 보조운동: -오래 앉는 것을 피한다.　-고개를 돌린다.

　　　　　　　-팔의 위치를 이동한다.　-다리를 굽신시킨다.

　　　　　　　-때때로 일어서서 걷는다.

□ 약제: -류마티즘: 점포(가게)약 도움 안된다. 약국약 사용해야 한다.

　　　　-아로마타제억제제: 점포(가게)약 도움 된다.

　　　　-심하면 약제투여 중단한다.

8) 골다공증(osteoporosis)

□ 골이 퍼석해지고 약해지고 골절이 잘 된다. 특히 대퇴부, 척추, 손목, 골반에 잘 생기고 증상은 골절 이후 생긴다. 골밀도 측정으로 진단한다.

□ 암이 골 형성을 금하거나 스테로이드 같은 약을 사용할 때 생긴다.

□ 아로마타제억제제 사용의 에스트로겐 감소나, 난소절제술이나 방사선치료 또는 항암제치료 후의 폐경에 의한 칼슘손실로 인한 골소실을 유발한다.

□ 예방-영양과 식사관리: 충분한 칼로리와 단백질섭취

  -브로콜리, 요구르트, 계란 등 칼슘, 비타민D 함유 음식섭취

  -운동: 체중부하운동, 근육강화운동, 균형자세운동

  -일광욕: 비타민D 공급

  -술, 담배 조절

□ 치료

  -칼슘 투여 1,000-1,200mg/dl   -비타민D 투여 400-800 I.U

  -에스트로겐

   라록시펜(에비스타)-경한 에스트로겐 역할로 골강도 증가

  -비스포스포네이트: 포사멕스-주 1회 또는 매달

                조메타-정맥주사 6-12개월 간격

                인반드로네이트(보니바)-월 1회, 리세드로네이트(약토넬)-월 1회

9) 스트레스(과도한 긴장)

긴장은 생활의 한 요소로서 자극적이고 창조를 증진하나, 너무 많은 긴장은 비건강적일 수 있다. 유방암의 진단과 치료는 정상긴장의 수준을 높이므로 긴장을 낮추는 어떤 것이라도 해야 한다. 긴장은 전이에 대한 첫번 방어선인 세포성면역을 억압하거나 DNA손상과 수리능력에 영향을 주는 기전을 변화시킬 수 있다.

□ 스트레스의 신체적 효과:

  -혈압 상승, 맥박 상승   -식욕 증진, 혈중당변동   -면역계 억압

  -체중 증가   -골근소실 증가   -염증 증가

□ 스트레스가 나쁜 생활습관 유발

  -흡연 증가   -알코올섭취 증가   -신체활동 감소

  -식욕 하강   -수면 장애

□ 스트레스 줄이는 방법:

  -심호흡, 신체의 이완운동, 마음의 진정, 숙면

  -음식과 약용식물   -활동과 운동

　　−주위환경 변화　　　　−태도 변화

○ **암과 치료의 스트레스를 극복하는 책략은 무엇인가**

□ 인지적 재건−부정적 생각이나 감정, 또는 두려움을 찾아서 건설적, 실제적 생각으로 대체하여 긍정적 행동으로 이끄는 것이다.

□ 사고 중단−반복적, 또는 불쾌한 생각을 중단하는 단순한 자기협조기구로서 행동치료 기술이다.

□ 단계적 일 지정−목표를 정하고 달성을 위해 필요한 작은 단계부터 적고 실행하는 방법이다.

□ 돌림−단기간으로 느끼고 있는 신체적 또는 감정적 불편으로부터 인지를 돌리는 것이다. 주의를 돌리는 방법은 영상과 생각 중단부터 음악, 영화, 텔레비전까지 여러 기술이 관여한다.

□ 부정, 거부−자신에게 아무 문제가 없는 것 같이 진행하는 것은 도움이 될 수도 있고 해가 될 수도 있다. 때로는 심적으로 적당한 거리를 유지하는 것이 몸과 마음에 유익할 수도 있다.

□ 웃음−웃음은 삶의 질증진, 통증감소, 긴장감소, 전반적 안녕감, 휴식을 준다. 웃음은 신체 감정적 어려움을 쉽게 하고 병을 이기는 방법이다.

□ 운동−신체통제감을 느끼고 강함과 지구력을 쌓는다.

□ 일−삶의 통제를 더 느끼고 직업의 친숙한 규칙은 안정을 준다.

□ 보완요법−명상, 요가, 타이치, 휴식치료 등의 보완치료는 생각, 감정, 건강의 상호작용에 중점을 두는 하나의 마음과 신체의학이다. 암의 신체적, 감정적 긴장을 처리하여 회피하는데 도우고 암 치료 중이나 후에 관습치료와 동반할 수도 있다.

□ 건강한 음식−단백질, 오메가−3 지방산, 세리니움(소고기, 생선), 비타민B6, 비타민B12

10) 불면증(insomnia)

□ 보통 8시간의 수면이 필요하다.

□ 불충분한 수면의 효과:

　−기억력 장애, 집중력 장애, 배우는 능력 감소, 방해된 집중과 반사작용, 혈압상승, 비만, 당뇨, 두통, 우울,

　−탄수화물 합성, 스트레스 관리, 감염방어, 호르몬 조정 등의 능력 감소.

▫ 수면제의 장기간 복용의 합병증: -흥분, 혼동, 근심, 기억소실

▫ 식사와 음료수: 취침 전 카페인은 4-6시간 금하고, 술은 2시간 금한다. 취침 전 과도한 음료 수섭취를 금한다.

▫ 낮시간 활동: -긴 낮잠을 피한다, 45분이내   -운동은 낮에 한다.
          -수면 4시간 이내에 격렬한 운동을 금한다.   -낮에 다닌다.

▫ 밤시간 활동: 취침 2시간 전에 샤워나 목욕 한다.

▫ 시간: -규칙적 취침시간을 유지한다.   -약제는 취침 1시간 전에 복용한다.
          -텔레비전, 컴퓨터, 스트레스, 일 등은 취침 1시간 전에 중단한다.

▫ 침대에서 활동: -모직이불 덮고 면시트를 깐다.   -발을 따뜻하게 한다(양말)
              -심호흡하거나 또는 진정적 조용한 상황을 상상한다. -잠 안오면 일어난다.

▫ 환경: -조용한 음악을 듣는다.   -밤광선 피한다.
          -방을 어둡고 조용하게 한다.   -방 온도 섭씨 20도를 유지한다.
          -텔레비전, 컴퓨터, 잡지 등 주위산만한 물건은 치운다

▫ 6주이상 지속 경우 의사 방문한다.

11) 우울증(Depression)

▫ 우울의 원인은 암 진단, 약물, 피로, 변경된 자존심 등이다. 암 진단에 20-50%에서 우울증이 있고 행동, 기분, 사고, 신체적 건강에 영향을 미친다. 우울을 완화시키는데 가장 흔한 장애는 우울이 허약을 나타낸다는 것이다.

▫ 우울은 정신병과 관련된 사람의 임상표현과는 다르다. 우울은 신체적 질병이나 정상행동과 관련된 어떤 상황에서 겪는 고통에서 보는 일시적 현상이다.

▫ 암 치료의 어느 국면에서나 우울이 생길 수 있다.
-암이 재발할까   -내가 다시 평온하게 느낄 수 있을까
-암을 생각하지 않는 날이 올 수 있을까

▫ 우울증 환자의 갑작스런 태도의 변화
-희망 없음, 의지 없음, 죄악, 자살, 흥분 등을 느낀다.

-오랜기간 비관적으로 느낀다.

-일반활동에 흥미를 잃는다.

-피곤, 두통, 성욕감퇴, 흉통, 부정맥 등이 있다.

-수면장애, 불면증 등이 있다.

-체중이 과다하게 증가 또는 감소 한다.

-집중이 안되고, 생각이 밝지 못하며, 잘 결정하지 못한다.

□ 약물: 6개월 이상 사용한다. 중독성은 아니다.

  1. 선택적 세로토닌수용체억제제 -프로작, 렉스프로, 자라프트

  2. 삼한 항우울제 -도프라닐, 파멜로, 에라빌

12) 체중변화

□ 암 치료는 식욕과 체중에 2가지 영향을 미친다.

  -식욕소실로 체중감소

  -원하지 않는 체중증가

□ 체중감소:

  · 충분한 영양을 얻는데 돕는 치료계획의 암시:

    -건강한 음식을 먹는 것을 생각하라.   -좋아하는 음식을 먹어라

    -배고플 때 먹어라   -하루종일 소량씩 먹어라

  · 체중유지는 충분히 먹고 있다는 증거이다. 체중을 잃으면 고칼로리 음식을 먹는다.

  · 21kg이상 체중이 감소한 경우 의사에게 보고하여 식욕촉진약물을 사용할 수 있다.

□ 원치 않는 체중증가

  · 원인:

    1. 감정적 문제로 과식: -근심, 스트레스로 코어티솔 증가한다.

                        -우울과 무협조감으로 술, 담배 많이 한다.

                        -불면증과 피로가 건강리듬 파괴한다.

　　　　　　　　　　－위안과 즐거움을 위해 좋은 음식, 맛좋은 음식 먹는다.
　2. 치료상 문제: －항암제치료　－호르몬변화, 폐경
　　　　　　　　　　－호르몬치료　－약제
　3. 생활상의 문제: －체중소실을 줄이기 위해 고칼로리 음식을 많이 먹는다.
　　　　　　　　　　－고령화로 운동을 적게 한다.
　　　　　　　　　　－금연으로 니코틴이 감소되어 식사량 증가
· 해결
　　· 계획: 운동과 식이의 병합
　　　　－체중을 유지한다. 음식이 80%, 운동이 20%를 관여한다.
　　　　－저칼로리에 영양가 있는 음식과 저지방 음식을 섭취한다.－식물성 위주, 중간 정
　　　　　도 양의 양계와 생선, 적은 양의 붉은 고기
　　　　－적게 먹는다: 양의 크기를 줄인다. 칼로리를 제한한다. 지방이 칼로리의 30%이
　　　　　하 되도록 한다.
　　　　－주의하여 먹는다: 배고플때 먹는다, 배부른지 아는데 20분 걸림, 천천히 먹는다
　　　　－음식에 대해 도전한다: 음식에 대한 갈망과 싸운다, 음식의 유혹을 피한다.
　　　　－장기간 건강한 체중을 유지한다.
　　　　－과체중을 관리한다: 약제－표준체중의 30%이상 초과할 경우 사용한다.
　　　　　　　　　　　　　　수술－표준체중의 100%나 45kg이상 초과할 경우 시행한다.

13) 기억력장애(chemobrain)

□ 항암제치료 후 잘 잊어버리거나 기억력이 점차 없어지는 것이다.
□ 정신적 기술－기억을 자극하라. 기억을 사용하는 일들을 하면서 뇌근육과 뇌세포가 건강하
　　　　　　　도록 자극하는데 도우는 것이 중요하다.
　　　　－중요한 일에 주의와 집중에 초점을 맞추도록 하라
　　　　－느긋함을 가져라. 심호흡한다.
　　　　－수면－편안하고 깊은 잠을 잔다.

－기억력을 돕는 공부로 공부를 많이 한다.

－약물사용 제한한다: 안정제, 항혈압제, 수면제

－술, 담배 제한한다.

□ 기억력 돕는 기술

－쓴다.　　　　　　　－필요와 불필요를 정리 · 구분하라.

－표를 작성하라.　　　－메모용지에 적는다.

－목록을 작성한다.

□ 시간이 지나면 좋아질 수 있고 심하면 의사와 상담할 수 있다.

14) 혈액형성 세포수의 감소

□ **백혈구감소증**

· 세균방어인자인 백혈구수 중 과립수가 1,000이하로 줄어든다.

· 보통 7-14일에 시작하여 3주 정도에서 심하다.

· 이차적 감염 가능성이 높다.

· 경구 체온이 38℃ 이상은 발열소견으로 의심한다.

· 치료-손, 발 청결과 음식물 청결

－백혈구 수의 심한 감소에는 정상수치가 될 때까지 2주 정도 휴약하거나 용량 감량한다.

－골수가 중성구백혈구를 생산하도록 자극하는 성장요소를 투여한다.(류킨, 뉴포젠, 투

라스트 등). 특히 용량강화 항암치료, 노인 감소증으로 인한 치료지연, 항암제로 인한

감염 가능성에 필요하다.

－발열증상이 있으면 항생제를 투여한다.

□ **빈혈**

· 조혈과 골수기능의 약화로 적혈구 생산이 장애되어 헤모글로빈치가 10.0g이하(정상 14-16)

로 인해 빈혈이 발생한다.

· 적혈구의 생존기간이 120일이므로 몇 번의 치료 후에 발생한다.

· 증상-숨이 참, 피로, 창백

· 치료–충분한 휴식, 활동 제한, 쇠고기와 콩을 많이 먹는다
  – 적혈구 생산을 자극하는 에리트로포이에틴의 합성형인 프로크리트, 아라네스프를 수주 투여한다.
  – 헤모글로빈 수치가 7g 이하이면 응집적혈구 수혈을 한다.

15) 구역, 구토

항암제치료 중 가장 흔한 부작용 중의 하나로써 50%에서 볼 수 있다. 항암제의 위장관 점막 세포손상으로 식용소실, 구역, 구강 동통 등을 일으키거나, 통증, 스트레스 또는 약물이 원인이 될 수 있다. 보통 항암제치료 후 3–4시간에 시작하여 1–2일간 지속한다. 일시적 부작용이지만 먹는 것을 어렵게 만들 수 있기 때문에 필요시 항암제 투여 전 1일과 후 2일간 항구토제를 사용하거나 근이완, 심호흡, 명상, 침 등 보완요법을 시행해 볼 수도 있다.

□ 구역을 줄일 수 있는 조언:
  – 치료 2시간 전, 후 음식물을 피한다.
  – 차가운 음식물이 따뜻한 음식물보다 더 좋다.
  – 식사 후 30분–2시간 앉아있거나 서있는 것이 좋다.
  – 강한 요리 냄새로부터 멀리 하거나 자극적인 음식은 피한다.
  – 매 3끼 식사보다 조금씩 매 30분–60분마다 먹는 것이 위팽만감을 감소시킨다.
  – 천천히 씹고 먹고 마신다.
  – 좋아하는 것을 먹는다.
  – 적당한 양을 먹는다.
  – 구토가 시작 할 것 같으면 심호흡과 신선한 공기를 흡입한다.
□ 약제: 심할 때–스테로이드(덱사메타숀), 온단세트론(조프란)
            – 그린세트론(카이트릴), 팔로노세트론(알록시)
        병합약제–에프리란타(이멘트), 항우울제(아티반)

16) 음식 맛의 변화

· 항암제에 의한 구강점막 신경말단의 손상이 원인이다.

· 금속 맛이거나 아주 맛이 없다.

□ 치료   −하루 3−4회 구강 세척한다.   −짜거나 매운 음식물 피한다.

        −마음에 드는 음식물 먹는다.   −고형보다는 액성의 음식물이 먹기 좋다.

        −최소한의 칼로리 유지한다.

17) 구강 점막염

□ 구강점막 손상에 의해 염증과 궤양으로 동통이 발생하고 주로 플루오로우라실 약제가 원인이다.

□ 5−8일부터 발생한다.

□ 심하면 음식물을 삼킬 수도 없다.

□ 항암제 치료 2주 전에 치과에서 구강검진이 필요하다.

□ 치료   −하루 3−4회 구강 세척한다.   −짜거나 맵거나 산성음식물은 피한다.

        −자주 입안에 얼음조각을 넣는다.   −술과 담배는 금한다.

        −연하고 시원한 음식물을 조금씩 자주 먹고 필요시 빨대도 사용한다.

        −국소연고진통제를 구강 내에 사용해 본다.

18) 식욕부진

□ 암 자체, 오심, 구강동통, 맛 없는 음식물 섭취, 우울과 근심 등이 원인이다.

□ 치료−연한 음식물을 조금씩 자주 먹는다.

        −식욕이 없더라도 고단백질 음식물을 자주 섭취한다.

        −하루 1500−2000 칼로리가 필요하다.

        −적당한 운동을 시행하여 식욕을 돋군다.

        −심하면 식욕촉진제(메게이스)복용이나 고칼로리 영양주사 시행도 할 수 있다.

극복

환자와 의사와의 관계

1. 환자와 의사와의 관계는 어떤가

암환자의 암 진단은 하나의 생각지도 않는 여정의 시작으로서 치료 완료와 소생의 새로운 전망을 종착역으로 한다. 여행의 기간이 얼마가 될지 확실히 단정 할 수도 없고, 때로는 또 다른 새로운 여행이 언제 시작될지도 모른다. 한마디로 환자는 평생 암에 대한 관심을 가져야 한다. 암 진단과 치료는 의사가 시행해야 되므로 암 치료 의사와 환자와의 여정의 관계는 서로 친숙해지고 믿고 의지하면서 끝까지 지속된다 할 수 있다.

유방암 진단을 처음 받는 환자는 유방이 자기 신체 중 가장 중요한 부분같이 느낀다. 의사는 환자의 유방에 대해 많은 질문과 다양한 검사 등으로 더욱 집중적으로 조사하려고 할 것이다. 그러나 건강은 몸의 한 부위에 대한 것이 아니고 전체에 관한 것으로 암은 몸 전체와 삶의 전부 즉 사회적 생활, 감정적 행복, 정신적 상태, 종교적 태도에 영향을 주므로 전 부분에 관심을 기울여야 더 잘 극복할 수 있고 삶의 질을 더 잘 유지할 수 있다. 암에 대한 관심과 반응이 사람마다 다르듯이 극복에 대한 방법도 각자에 하고 싶은 대로 가장 잘 맞는 것을 발견하려고 노력해야 한다.

1. 유방암환자들은 암 진단 전후에 환자의 삶을 책임 질 의료팀에 의존하게 되므로 믿을 수 있는 의사를 선택해야 하고 생소한 어떤 문제에 숙련자가 되거나 준비 안된 어떤 중요한 선택

을 해야 한다.

2. 환자와 의사는 치료과정을 통해 서로 지치고, 힘들고, 감정적이 되고, 친근하고 놀라운 경험을 하게 된다. 그런 가운데 시간이 지나면서 더 지혜로워지고 계속 서로를 믿게 된다.

3. 치료가 끝날 즈음 환자는 때로는 의사와의 관계를 재평가하거나 재고려하게 될수도 있다.
   – 이 의사와 만족하나, 앞으로도 계속 치료받기를 원하는가, 더 원하여 바꿀 것인가?

4. 치료가 완전히 끝난 후 규칙적으로 의사를 방문한다. 안심은 되지만 힘들고 부담되는 추적을 지속해야한다. 환자와 의사의 관계의 중요성은 감소되지 않는다.

○ 이 과정에서 환자에 대한 의사의 역할은 무엇인가

· 치료의 반응을 평가한다.　　　　· 전반적 건강상태를 평가한다.

· 정상활동을 위한 신체조절을 쉽게 한다. · 치료의 해결 안되는 부작용을 조정한다.

· 가능한 재발의 증상과 소견을 관찰한다. · 암 예방과 건강의 증진과 안녕감에 초점을 둔다

따라서 환자의 치료를 지속하는데 중요하고 또 관계가 유지되어야 한다.

2. 의사 선택은 어떻게 하나

○ 어떤 의사를 선택하나

암진단 후 곧 환자는 외과의사나 종양내과의사를 선택해야 하는데, 이는 의사의 침상태도 뿐 아니라 그들이 부여하는 치료의 질과 숙련수준이 다르기 때문에 대단히 중요한 결정이다. 환자는 유방암 치료에 숙련가이고 의논하기 쉽고, 믿을 수 있고, 오랫동안 같이 할 수 있는 젊은 의사를 택하기를 원할 것이다. 좋은 의사를 선택하는 것은 그 관계가 진단, 치료를 거쳐 치료 후부터 장기추적까지 지속되기 때문에 앞으로의 오랜 기간 동안 환자에게 큰 이득이 될 것이다. 많은 의사를 발견할 수 있으나 계속 암 여정을 함께 할 훌륭한 의사 한 명을 선택하기는 어렵다.

▫ 좋은 외과의사나 종양의사를 발견하기 위한 첫 단계는 먼저 환자가 의사에게 무엇을 원하고 무엇이 필요한지를 결정하는 것이다.

▫ 특히 의사가 가져야 할 자질에 대해 생각해야 한다.

　-암 치료에 경험이 많거나 전문적인 의사가 필요하다. 그런 수술을 얼마나 많이, 얼마나 자주 시행해 왔으며 성공률이 어떤지 듣고 알아본다.

▫ 의사의 인격과 심성은 어떤가

　· 믿음과 신뢰를 주는가　　　　· 환자에게 낙관적 외관과 배려를 보이는가

　· 온유함과 정중함이 있는가　　· 의사 자신의 직업적 만족감이 있는 것 같은가

▫ 의사의 사무실과 진찰은 어떤가

　· 사무실이 깨끗한가

　· 진찰실이 편안하고 구비가 잘 되어 있나

　· 주위 직원이 잘 도우고 능력이 있는 것 같은가

　· 진료 태도와 행위가 환자 위주인 것 같은가

　　　-의사가 환자에게 질문할 기회를 주는가

　　　-의사가 환자에게 귀를 기울이는가

　　　-환자와 동반자가 이해할 수 있는 방법으로 이야기 하는가-사진이나 검사결과 제시

　　　-의사가 환자에게 여러 가지 치료법에 대한 우선권을 묻는가

　　　-의사가 충분한 시간을 환자에게 배려하는 것 같은가

　　　-의사가 치료에 동반자 같이 느껴지는가

○ 수술을 시행하는 외과의사로서의 자질은 어떤가

▫ 암수술 외과의사의 자질에 대한 문구

　-절도있고 신중하고, 결단력이 있어야 한다

　-지적이고 분명하고 온유한 성격이어야 한다.

　-도전적이고 용감하되 너무 무모하지 않아야 한다.

　-자신의 의견을 합리적 이유로 정리하여 피력할 수 있어야 한다.

–강한 체력을 가져야 한다.

–온전한 사지와 원활하게 움직이는 손가락을 가져야 한다.

–맡은 일에 적극 활동적이고 목소리도 크고 때로는 유머도 있어야 한다.

☐ 외과의사는 수술 중 예기치 않았던 상황이 발생할 때 단계적 대처방안의 지식이나 기술이 미리 준비되어 있어야 한다. 이런 준비된 외과의사를 환자나 보호자가 선호하여 믿고 맡긴다.

☐ 암수술하는 외과의사의 나이는 큰 문제가 아니다. 환자층도 점차 고령화되므로 나이 든 건강한 외과의사도 의지를 가지고 과거의 경험과 지금의 정확한 술기로 수술을 시행하여 좋은 성적을 많이 보인다면 나이는 중요하지 않고 단지 숫자에 불과하다.

○ 치료시설의 선택은 어떻게 하나

높은 수준의 치료시설이나 병원 선택은 요구되는 치료의 종류나 의사와의 관계, 대학병원과의 연계관계 등에 의해 결정되나, 가능하면 좋은 치료를 맡을 수 있도록 보장하는 길이다. 의사와 치료시설의 선택은 가장 좋은 치료를 받기 위해 매우 중요한데 어떤 환자는 의사를 먼저 선택하고 어떤 환자는 병원시설을 먼저 본다. 어느 것이 옳은 태도인가는 정할 수 없으나 의사를 먼저 선택하고 다음에 병원을 선택하는 것이 더 유익할 수 있다.

좋은 의사는 대체로 좋은 병원에 근무하므로 믿음과 존경을 받는 의사를 찾으면 대부분 자동적으로 수준 높은 병원을 찾을 수 있다. 좋은 의사를 찾는 방법은 다른 환자, 다른 의사, 병원직원, 주위사람 등으로부터 또는 인터넷, 서적 등을 통해서 가능하다.

☐ 의사의 지정여부는 어떻게 평가하는가

· 예약이 쉬운가   · 대기시간이 길지 않은가

· 전화응답이 빠른가   · 검사결과가 빨리 나오는가

3. 의사진료실 방문과 진찰과정은 어떻게 진행되나

○ 의사진료실 방문의 준비는 어떻게 하나

· 생각을 정리하고 마음을 편하게 하기 위해서 중요하고 가장 압박하는 문제를 우선으로하여
  질문과 관심의 목록을 정리하라.
· 스트레스의 불필요한 원인과 주의산만을 최소화하게 하라
· 방문으로 무엇을 원하는가를 알아라.

○ 의사 진찰실 방문의 순서는 무엇인가

· 인사한다–일어서기, 눈마추지기, 악수하기, 자기소개 및 주위사람소개
· 정보교환한다–방문목적을 이야기 하고 증상과 관심을 내놓을 시기이다.

○ 증상을 표시할 지침은 어떤 것인가

· 증상은 무엇인가   · 증상을 어떻게 느끼나
· 증상은 어디에 있나   · 언제 시작했나
· 얼마나 오래 지속되나   · 같은 증상의 정도가 변했나
· 어떤 특정한 시간에 나타나는가   · 다른 동반소견은 없는가
· 어떤 약을 처방받았나   · 최근 새로운 약물을 사용했나

4. 의사와의 대화는 어떻게 진행되나

○ 질문하라–미리 중요한 순서대로 적어둔다.

· 진찰 중에 질문하지 말라
· 가장 중요한 문제의 답변을 빨리 얻기 위해 큰 관심을 먼저 올려라.
· 환자가 내놓지 않은 중요한 질문이 있는지 의사에게 물어라.
· 질문하기를 두려워 말라, 적어 두어라. −환자가 진료비 지불하고 생명이 달렸다.
· 질문 사이에 의사의 답변을 들어라
· 마지막에 감사의 말을 하라.
· 질문범위와 정보를 제한할 수 있다(예후 등). 그러나 실제보다 더욱 나쁜 것 같은 두려움을 갖고 있지 말라.

○ 들어라

중요한 것은 듣는 것이다. 듣는 것이 찾고 있는 답변이다. 말하지 않더라도 듣는 것만으로도 많이 배운다.

○ 진료실 나서기 전에 자신에게 질문사항은 무엇인가.

· 의사가 내 말을 잘 들었나　　　　· 모든 질문을 답했나
· 말해준 것을 이해했나
　　서로 치료를 잘 주고 받는 것이 서로의 권리이고 그 결과를 서로가 알게 하라. 서로의 관계가 아주 중요하다.

○ 진료실을 떠난 후

· 언제 다시 방문하나:
　−고려사항은 무엇인가
　−새로운, 지속적인, 점차 진행되는 이상 증상이 있다. 특수검사나 재처방 받는다.
· 팀 연락을 쉽게 하라

· 추적예약의 조정: 재발의 가능성이 높고, 오래 지속되는 부작용이 가장 우선되는 추적 대상이
　　　　　　다. 의사가 연간 추적계획표 조정을 도우도록 한다–첫 5-10년이 중요하다.
· 연속적 예약은 어떻게 하나
　· 치료끝난 후 1개월마다 각 치료법에 따라 새로 방문한다. 그 다음 1-4개월마다 방문한다.
　· 각 치료법의 순환방문은 방문기간을 최소화 할 수 있다.
　　방문 횟수의 요인: –암 진단이 얼마나 심하나　　–받은 치료의 종류
　　　　　　　　　　–진행중인 치료　　　　　　–실제 가지는 관심
　　　　　　　　　　–오랫동안 지속되고 있는 부작용

　· 의사가 관찰하는 것: 진행 중인 치료의 관찰, 신체소견에 대한 근접한 감시, 부작용 조정.
　　일부는 계획된 추적을 그만두고 치료가 끝나면 필요상 추적을 하는 예비단위의 부분이 된다.

○ 이차의견은 무엇인가

　어떤 의사는 모든 것을 알 수 없고 한 명의 의사가 환자가 요구하는 모든 치료를 해 줄 수 없
다. 현재의 이런 정상적 예측되는 제한으로, 다른 의사에게 도움이나 확인을 받기가 필요할 수
있다. 이차의견은 환자에게 가능하면 더 좋은 치료를 받기 위한 더 많은 정보를 준다. 다른 의
사가 진단과 치료를 평가·확인하고, 현재의 치료방법이 부적합한지 확인하기 위해, 또는 다른
진단과 치료방법을 암시하기 위해 이차의견이 필요하다.
　· 처음 진료한 의사를 따돌리는 것 같은 두려움은 버린다. 환자와 의사와의 관계가 구속적인
　　것은 아니다. 지금까지의 관계에 감사를 말함으로 앞으로 서로를 더 편안하게 할 수 있다.
　· 부부간의 갈등적 의견을 해결한다.
　· 이차의 갈등적 의견 해결을 위해 3차의견이 필요할 수 있다.
– 최종결정은 환자가 한다. 환자의 생명과 심적 안정이 의사의 자존심보다 더 중요하고, 환자
　가 돈을 지불한다.

○ 추적은 어떻게 하나

보통 치료 3년 후에는 재발위험이 감소되고 치료 부작용도 소실되거나 안정된다. 추적방문은 매 4-6개월에 시행한다.

치료 5년 후에는 년 2회, 8-10년 후에는 매년 한번씩 시행한다. 이 후의 추적은 환자의 필요, 의사의 권유, 환자의 편리에 따라 조정된다. 일부 환자는 지속적 추적을 원하기도 한다.

36

유방암 진단 후의 치료과정

1. 진단에 대한 반응은 무엇인가

암진단을 받는 것은 환자와 환자의 삶, 가족에게 직면하는 가장 어려운 도전 중의 하나이고 그 감정 또한 강력하다. 유방암 진단을 받은 여자가 가정 먼저 생각하는 것은 "내가 죽을까", 그 다음 "유방을 잃을까"이다. 그러나 대부분의 유방암 환자는 유방암으로 죽지 않고 많은 환자에서 유방소실도 없지만 두려움은 남아있다. 유방암의 두려움은 심장병, 대장암 등 다른 질병의 두려움보다 더 크다. 유방암에 의한 유방소실은 유방이 여성체형상 중요하고 숨길 수 없고 유방소실에 따른 성적 손실이 크기 때문에 확실히 여성에게 큰 충격을 준다.

유방암이 위험함 병이지만 암과 치료에 대한 지식이 발전되었고 초기진단처리, 치료결정하기, 치료부작용의 관리, 치료동안 기력과 회복의 발견, 치료완료후 삶의 균형의 발견으로 암 생존율도 증가하고 있다.

□ 의사는 내원한 환자를 검사한 후
  1. 먼저 암 가능성에 대해, 다음 선택하고 싶은 치료의 일반적 영역에 대해 설명한다.
  2. 조직검사 후 나온 결과에 대해 먼저 전화로 알려주거나 예약날짜 방문을 알려준다.
  3. 진단설명과 동시에 치료선택을 권하지 않고, 곧 다시 불러 치료선택과 그 과정을 설명하

는 것이 좋다.

□ 모든 유방암 환자가 처음 진단을 알고 난 후 그 반응은 다양하지만 여러종류의 감정과 느낌이 있다.

1. "쇼크" 로서 급작스러운 사실에 혼돈된다.

2. "진단이 잘못되었다" 고 진단을 불신한다.

3. "어떻게 나에게 이런 일이 생기나" 분노한다.

4. "내가 무엇을 잘못했나" 라며 자책하고 후회한다.

5. "죽음과 치료과정"에 대해 두려움이 생긴다.

6. "앞날의 삶에 대한 생각"으로 근심하고 우울해진다.

7. "가족은 어떻게 되나" 슬퍼진다.

8. "혼자있고 싶다"는 격리감이 생긴다.

□ 암과 같은 삶을 변화시키는 경험을 겪는 것은 다양한 감정을 일으키지만 그런 감정은 정상적이다. 환자는 가정 내 또는 직업상 일의 역할을 하는 능력의 변화, 삶의 일에 대한 통제의 소실이나 외형상의 변화 때문에 염려하거나 우울하게 된다. 사망이나 암 재발 고통, 통증과 미지를 두려워 할 것이다. 이런 경험을 겪어야 하는데 대해 분노를 느낄 것이고 "충분히 할 수 없는"것에 좌절 할 것이고 가족 변화, 삶의 다른 변화에 의해 긴장될 것이다.

□ 이런 감정적 반응으로 진단의 흡수는 수일-수주 동안 걸리는 매우 스트레스한 시기이다.

한번 암진단을 받아들이게 되면 많은 환자들이 스스로 다음과 같은 질문을 자신에게 물어볼 것이다.

-나에게 무슨 일이 일어날 것인가　　　-나에게 일어난 일을 어떻게 해야 하나

-나는 죽게 될 것인가　　　　　　　　-나의 가족에 어떤 영향을 미치는가

-나는 지금 무엇을 해야 하나　　　　　-나는 내가 필요한 도움과 치료를 어떻게 얻나

-나의 일은 어떻게 될 것인가　　　　　-앞으로 수술과 힘든 보조치료를 어떻게 받는가

□ 암진단 시 처음 직면하는 문제는 무엇인가

암진단 후 이를 극복하기 위하여 살아가는 과정은 암의 실질적 영향, 감정적 영향에 맞서 방법을 배우고, 수술 및 내과적 치료로 암을 치료하는 방법을 배우는 것인데, 암진단 후 직면하는

문제점을 효과적으로 해결하여 암에 의한 근심을 낮추고 삶의 질을 증진시키는데 정신을 집중한다면 치료를 더욱 효과적으로 시행할 수 있을 것이다.

· 믿을 수 있는 의료진 선택과 연락
· 가족과 친구와의 연락
· 암에 대한 개인적 지식 습득
· 정상적 삶의 질을 증진시키는 방법
· 가족과 돌보는 자에 대한 관심
· 재정, 보험, 고용문제 해결
· 믿음과 희망 가지기

□ 암 치료 결정 단계의 문제는 무엇인가

암에 대한 가장 좋은 치료결정을 하기 위해서는 어렵고 힘들겠지만 의학적 치료에 대한 지식을 갖는 것이 중요한 단계이다.

1. 적절한 의사를 선택한다−의사의 경험과 기술, 의사의 인간성
　　　　　　　　　　　　−듣고, 설명하고, 이해하는 의사
2. 치료에 대해 다른 암 전문의사의 2차 의견을 구할수도 있다.
3. 병원을 정한다: 위치, 보험혜택 관계
4. 외부로 얻는 지식을 담당의사와 직접 토론한다.
5. 최종 결정은 의료팀의 보조로 본인이 직접 택한다.

· 환자는 가장 좋은 치료를 받는 것을 확신하게 만드는 기간이 있어야 한다.

응급상황이 아니면 바로 치료를 시작하는 것보다 치료선택을 위한 시간적 여유를 갖는 것이 좋다. 보통 2−3주간 생각하고 결정하는 것이 필요하다. 이 결정기간의 지연이 암 성장이나 수술에 영향을 미치지는 않는다. 치료는 열심히 하는 것 보다 똑똑하게 해야 한다.

이 기간 동안의 결정사항들

· 상황을 이해하고 받아들이는 시간을 취하는 것
· 치료에 대한 우선권과 목표 등 여러 결정

· 수술에 대한 반응과 스트레스 처리
· 동반자 선택

2. 치료선택의 비중은 어떠한가

최근 치료결정 과정에서 의사와 환자의 몫을 강조하고 환자도 선택할 선택권도 많고 이용할 정보도 많다. 의사가 더 좋도록 해준다는 것도 좋지만 자기 치료를 자기가 선택하는 것이 더 좋다. 환자마다 모두 요구가 다르다. 치료결정은 환자가 해야한다.

환자가 어떻게 치료를 결정하고 어떤 종류의 치료를 결정하는 것이 가장 좋은 정신적 결과를 가져오는 가에 대한 조사연구에서 의사로부터 많은 정보를 알고 병과 치료범위와 예후에 대해 배울 때에 더 잘 극복한다는 것으로 알려지고 있다. 그러나 실질적으로 의사의 태도와 환자의 태도가 맞아야 하는 것이 더 중요하다.

▢ 환자의 태도의 유형은 어떤 것인가
  1. 자기는 암에 대해 대충 알고 모든 것을 의사에게 맡긴다.
  2. 자기 삶의 조절을 자기가 느끼고 시행하는 모든 것을 깊이 알기를 원한다.
  3. 많은 정보를 원하나 결정은 의사에게 맡긴다.
  –태도의 결정은 자기의 방식에 맞게 하는 것이다. 자기에게 옳아야 한다.
▢ 치료선택은 2–4주 내에 결정해야 한다.
▢ 유방소실이 환자에게 어떤 의미가 있는 지는 수술을 선택할 때 심각하게 고려해야 한다.
  유방소실은 여성체형의 비정상 감, 더 이상 '진정한 여자' 가 아닌 감을 만든다.
  유방암진단에 대부분의 환자들은 유방을 살리는 것을 먼저 생각하고 생명을 두번째 생각한다. 그러나 일부는 "유방에 걱정 안한다. 생명을 구하라" 라는 반응이나 시간이 지나면서 유방에 대해서도 걱정을 하게 된다. 일부는 유방제거로 여성의 상징감을 잃는 것 같이 느낄 수 있으나, 일부는 유방제거 후 "여성이 반드시 2개의 유방을 가져야 한다는 것을 의미하지 않는다"라고 생각한다. 젊은 독신여자에게는 유방보존이 매우 중요하다. 뿐만 아니라 폐경에

234

가까운 중년여자도 여러가지 손실에 곁들어 유방소실까지 원하지 않는다. 유방에 대한 선택은 생의 다른 단계에 따라 다를 수 있지만 환자가 얻은 가장 좋은 의학정보와 본인에게 맞다고 느낀 것을 기초를 해야 한다.

3. 치료과정의 감정변화는 어떠한가

☐ 치료과정 시작 전 감정은 어떤 것인가
  · 치료 과정과 부작용에 대한 염려나 신경쓰는 느낌
  · 치료가 암을 완전히 제거할 수 있는지 걱정
  · 신체가 어떤 영구적 변화를 초래할지 의심
☐ 감정의 해소는 어떻게 하나
  · 상대에게 개방적으로 솔직하게 이야기하여 환자의 염려와 관심을 알게 하여 그들이 도울
    수 있도록 한다.
  · 가족과 친구들—스트레스를 줄이는데 지원해 줄 수 있다. 스트레스와 염려를 효과적으로
    처리하기 위하여 일을 부여하기를 기꺼이 해야 한다.
  · 걱정이 너무 심할 때
      —걱정이 수주 이상 지속될 때 매일의 삶이 방해된다.
      —약제, 상담 등으로 치료할 수 있다.
  · 슬픔의 처리
      —슬픈 감정은 암환자에게 정상적이다.
      —심하면 우울로 진행한다.
      —지속적 슬픔, 삶의 흥미 소실, 희망 없는 무가치한 감정, 지속적 부정적 생각, 통제할
        수 없는 통증의 증상을 보이나 치료가 가능하다
☐ 치료 끝난 후 감정은 어떤것인가
  치료 끝난 후 위안을 느낄 것이다. 그러나 다소 잃은 것 같은 또는 두렵게 느낄 수도 있다.
  가족이나 친구들은 환자가 과거의 생활로 돌아오기를 기대할 것이다.

그 반면에 환자는 "어떻게"로 의심한다.

-힘들었던 삶을 어떻게 새로 조정하나

-과거의 느낌이나 행동이 더 이상 적용 안된다면 어떻게 해야 하는가

-재발 가능성을 어떻게 무시할 수 있나

-삶과 재발증상 조정 사이의 균형을 어떻게 발견하나

4. 지원은 어떻게 하나

치료선택과 감정을 탐구한 후 대개의 환자는 "계속 치료"단계로 들어간다.

환자는 알기를 원하는 것을 알았고 하기를 원하는 것을 결정했고 지금 해야 할 때이다. 이때는 결정을 해야 하는 것이다. 환자는 암을 가졌고, 다른 치료의 장단점을 알았고, 아직도 쇼크에 있는 것은 아니다.

□ 얼마나 치료를 오래 받아야 되는가는 무슨 치료를 받는가에 달려있다.

-종괴절제술: 1-2일 입원   -유방절제술: 3-4일 입원과 2-3주 자가회복

-절제수술+방사선치료: 6주   -항암제치료를 더 하면: 4-8개월

□ 치료시기가 끝난 후 공황상태에 있는 것을 발견한다.

-4번째 단계인 "치료후 침울"상태에 있게 된다. 치료기간 만큼 오래 걸린다.

이 때 의료진의 치료 중단에 대한 분리근심을 경험한다. 치료동안 행해진 일상일에 대한 감정이 소실된다. 치료가 끝나 기쁘나 늘 의존하던 주위의 의사나 간호사나 기술자들이 더 이상 없으므로 감정적으로 잃어버린 것 같이 느낀다. 이런 분리 상황에 재발에 대한 두려움이 생기고 근심이 되고 우울까지 진행될 수 있다.

□ 이런 과정에는 가족이나 친구 등 주위에 정신적 지원을 받는 것이 중요하므로 지원단체에 가입하는 것이 가장 도움되는 방법 중의 하나이다. 이 지원단체는

· 암을 가지고 사는 과정을 일깨워주고

· 구성원에게 암진단에 수반되는 감정을 표현하도록 하고

· 같은 입장의 다른 사람의 경험을 배울 수 있는 기회를 제공한다.

특히 주위로부터 멀어진다고 느꼈을 때 도움이 된다. 이 시기가 감정적 성장의 시기가 될 수 있다.

○ 지원의 자원은 어디에 있나

암진단은 환자와 가까운 사람들의 삶을 변화시킨다. 또 처리하기가 힘들다.

치료관심과 부작용관리, 두려움과 격리감의 감소, 기운 복돋움의 감정적 문제, 정보제공, 입원, 의료비, 가족부양에 대한 걱정, 직업유지, 일상활동 등에 대한 걱정에 대해 환자와 가족들이 극복하는 데 도움을 필요로 한다.

□ 지원하는 곳:

-의사, 간호사

-사회사업가, 상담자, 목사: 감정, 관심

-지원그룹-환자간 또는 가족간의 정기적, 비정기적 혹은 장기간 모임: 극복방법, 보완치료 효과, 가정치료, 재정, 이동수단 등을 의논하고 우정 나누기, 단체 강연 듣기, 사회적 행사 참여 등을 시행한다.

□ 암진단 후 감정적, 정신적, 영감적 건강생각

-자신의 사망 가능성   -가족에 대한 암의 영향

-부부간 또는 파트너간의 관계 재평가 -예기치 않던 문제들

○ 가족간의 연락은 어떻게 하나

암은 가족에 영향을 미친다

직면하는 것은 이 사실을 서로 분담하는 것 뿐만 아니라 가족이 서로 앞으로의 변화에 조정하도록 도와야 한다.

-암이 가족을 다시 모으는 길이 된다.

-암이 가족과의 연락을 어렵게 하기도 한다.

□ 암이 연락에 장애가 될 때는 어떠한가

-가족들의 반응이 환자의 첫 반응과 유사하다

-문제해결에 무기력하게 됨에 대해 도움안됨과 좌절의 감정을 가진다는 것이 일반적 반응이다.

-가족 내 역할이 바뀐다는 것도 관계에 영향을 준다.

□ 연락이 열쇠이다

-환자는 의사로부터 경과에 대해 잘 알고 가족들에게 앞으로의 과정을 잘 설명하면서 서로 필요로 하는 것을 이해하는데 도우도록 한다.

□ 도움 찾기: 의사, 정신과 전문가, 성직자, 상담자 등과 상담으로 해결한다.

□ 옷장을 비우라

-암이 생명을 위협하므로 우선권이나, 관계 등 삶의 어떤 요소를 재평가 한다.

-가치 없는 사람이나 일을 지우거나 최소화 한다.

□ 자신을 검사하라. 잘못된 것을 버려라. 자신을 믿고 자신에게 집중 할 시간이다.

37

Chapter

유방암 치료기간 동안
삶의 질 유지

1. 치료기간 동안 감정적 유지와 후원은 어떻게 하나

암진단 후의 삶은 환자의 향후의 생에 정신적, 육체적으로 가장 큰 도전의 하나이다. 치료에 의해 생기는 감정적 부담이 때로는 육체적 부담만큼 힘들 수도 있다. 무엇을 해야 하는가, 어떻게 느끼는가, 매일 어디에 있어야 하는가 등 많은 새롭고 변화하는 긴장으로 인해 삶에 통제를 잃은 것 같이 느낄 것이다. 신체적으로 가장 안 좋게 느낄 때에 방사선치료나 항암제치료를 받게 되는 것 같이, 더 좋아지려고 애쓸 때에 나쁘게 느껴지는 것은 견디기 힘들고, 치료 때문에 더 나쁘게 느끼는 것은 올바른 선택을 했는지 의심하게 되고, 귀찮게 느낄 때 매일 원기를 복돋기 어렵다는 것을 알게 된다. 암의 적극적 치료를 받는 환자의 마음에 "치료가 잘 되고 있는가?" 라는 의문이 들 때 감정적 부담이 커진다. 그 외 재정압박, 매일 집안일을 하는 것, 매일 남에게 의존해야 할 위치, 먹는 일, 새로운 동통, 부담되는 치료계획표, 지속되는 외래방문과 검사 등은 환자를 지치게 할 수 있다. 환자가 이런 긴장하에 놓이게 되면 분노, 근심, 방황, 슬픔, 연민, 두려움, 우울 등을 흔히 보이게 된다. 특히 근심과 우울함이 생각과 감정을 차지하게 되면 삶이 대단히 어렵게 될 수 있다.

환자의 전체 삶이 암 주위를 맴도는 것 같이 느껴질 때, 암을 뛰어넘은 삶을 살기 위해 다음과 같이 환자가 할 수 있는 일이 있다.

1) 치료결정에 환자가 희망적, 긍정적 태도를 유지하면서 적극적 역할을 하는 것이 첫 번째 단계일 수 있다. 이것은 다음에 무엇을 할 것인가 결정하기 전에 의사에게 환자의 선택을 의논하는 것을 의미하고 의사는 환자에게 일어나는 것에 대하여 더 알도록 도와주고, 치료의 선택과 그 효과에 대해 정보를 가지도록 하고, 환자 자신이 스스로 준비하고 자문할 수 있게 도와준다.

2) 환자의 가족과 친구들이 환자와 어떻게 연락하는가를 생각해보라. 사람들이 환자에게 "심신이 어떤가" 라고 흔히 묻는다. 일부는 환자의 건강에 대해 항상 묻기도 하고 일부는 환자의 암에 대해 모르는 것 같이 보인다. 어떤 사람들은 환자를 다르게 대면하기도 하는데 그런 행동은 무엇을 할지 모르기 때문이다. 어떤 형식이든 다르게 대하면 대단히 불안하다. 그럴 경우 환자가 자신의 건강을 그들에게 알려주면 대부분 도와주려고 할 것이다.

3) 큰 도전에 맞선다면 사람들은 흔히 모든 일을 혼자 하려고 한다. 치료의 감정적 영향을 극복하기 위해서 도움을 요구하는 것이 더 좋은 경우도 있다. 실제 많은 연구는 활발한 지원망을 가짐으로써 더 오래 살 수 있다는 것을 보여준다. 같은 암을 가진 사람과 대화하거나 다른 암환자와 가족들을 도왔던 일들을 찾아라. 치료사와 같은 외부의 감정지원으로부터 큰 이익을 볼 수 있다. 환자를 감정지원을 부여할 수 있는 장소를 가족들과 친구들에게도 알려주면 그들은 나중에 환자를 더 잘 지원할 수 있다.

□ 환자가 더 잘 극복하기 위해서 여러 가지 기억해 두어야 할 사항은 무엇인가

-삶에 늘 관여하고 있으라.   -감정을 숨기지 않고 변화를 받아들이라.

-희망과 낙관의 태도를 유지하라.   -어디에서든지 삶을 단순화 하라.

-앞으로 기대되는 일을 찾아라.   -개인적 시간과 공간을 가져라

-한계 내에서 살고 지나친 것을 삼가라.   -다가올 일에 자신을 준비해 두라

-환자가 가진 것, 사랑하는 것, 즐기는 것에 집중하라.

-지금 여기에 있는 문제를 집중하여 해결하라.   -긴장을 풀고 유머로 웃어라.

-기도와 명상 등 종교적 지원을 받아라.

-휴식, 영양, 다른 자가치료를 위해 신체적 요구에 주의를 기울이라.

-대화와 글씨로 감정을 발표하는 방법을 찾아라.

2. 치료 동안 일과 관련된 문제는 어떻게 해결하나

환자가 치료 중 일을 계속할 것인가 결정하기는 힘들다. 암은 사람마다 다르게 영향을 미치므로 모든 사람에게 똑 같은 방법으로 작용하지는 않는다. 만약 암환자의 치료과정이 너무 어렵지 않다면 일은 환자에게 의욕을 주는 동기를 부여한다. 또한 일은 환자가 직업을 유지하게 하며, 암 치료로부터 정신적 휴식을 주는 등 기존생활로 복귀하게끔 해준다. 만약 환자가 계속 일하는 것을 결정했다면 직속상관과 고용주에게 환자의 상황을 상담하는 것이 도움이 될 수 있다. 노동법 상 2-3개월 병가가 인정되고 있지만 더 긴 기간의 치료가 요구된다면 환자와 회사 양측에 도움이 되는 해결책으로 융통성 있는 시간대, 일분담, 일시적 업무변경, 컴퓨터로 집에서 근무, 또는 결근의 허락 등이 고려되어야 한다. 환자가 일하는데 편하게 느끼고 병에 대해 다른 사람들과 공유할 수 있다면 일을 다시 시작하기 쉽다.

□ 의사에게 치료 중 일에 관련하여 물어야 할 사항:
  −치료 동안 일할 수 있는가
  −수술이나 치료 동안 얼마간 일을 하지 못 하는가
  −치료 후에는 일할 수 있나
  −일하게 되면 일 계획표를 바꾸어야 하나
  −치료 결과로 일할 수 있는 능력이 손상되나
  −나 자신의 건강상태로 어느 정도까지 일을 하는 것이 좋은가
  −일을 할 수 없을 때는 고용주에게 진단서를 어떤 식으로 제출하면 되는가

치료 후의 직장복귀는 암 치료를 마친 사람에게 대단히 어려운 결정이다. 규칙적 수입이 필요하고 암에서 벗어나 다른 일에 집중하려는 의도가 큰 이유가 된다. 직장복귀의 가장 중요한 고려사항은 환자의 건강과 복귀했을 때의 자신에 대한 기대감이다. 치료의 부작용이 사라지는 데 때로는 오래 걸릴 수도 있고 반면 곧 없어질 수도 있다. 부작용이 때로는 견디어 내기가 쉬울 수도 있고 경우에 따라 힘들 수도 있다. 직장에 복귀하려면 현재의 건강상태를 정확히 확인하고, 환자본인에게 주어진 기대에 부응할 수 있는지를 확인하는 것이 필요하다. 다른 요소도

고려가 필요하다. 병원방문에 고용주의 외출 허가가 잘 되는지, 작업이 신체적으로 얼마나 힘든지, 병원과 직장간의 거리가 얼마인지 등도 고려된다. 또 과거의 업무량 전체를 감당할 수 없다면 부분 시간 업무로 기상시간, 약물투여시간, 휴식시간 등을 조절할 수 있는지도 포함된다. 고용주와 상관과 제반문제에 대해 서로 의논하여 환자와 회사 모두가 이득이 될수 있는 협력을 하는 것이 좋다. 직장동료의 언행도 과거와 다를 수도 있고 오해도 있을 수 있으나 환자의 건강상태를 솔직히 이야기 하고 서로 관계가 계속되기를 바란다고 말할 수 있다. 너무 힘들거나 시간을 축소하거나 재배치 또는 퇴임을 할 수 있다.

3. 치료 중 또는 치료 후 성(性) 문제는 어떻게 하나

□ 성관계는 삶의 중요한 부분이고 큰 즐거움 중 하나로서, 부부간에 신체적, 감정적, 정신적, 영감적 사랑의 표시이고 깊은 자신감의 재단언이라 할 수 있다.

성관계 3가지: 1. 성욕구(성적충동)-성생활을 위한 자연적 욕구

2. 성기능-성적 자극에 대한 신체반응(발기, 정액, 오르가즘)

3. 성활동-행동(키스, 접촉, 성교)

□ 유방암 환자들은 치료 중이나 치료 후 암의 형태와 받은 암 치료 종류에 따라 여러 가지 성적 문제를 일으킬 수 있다.

· 성욕구의 결핍-피로, 근심, 무력   · 고통스러운 성교-질 건조, 질 변형

· 오르가즘 도달의 어려움   · 폐경증상들에 대한 성적 장애

· 체형의 변화: 유방소실과 변형과 반흔, 탈모, 체중변화

□ 수술이나 방사선치료 후 건강과 여성의 기본 부분인 유방과 유두의 소실로 인한 매력감의 손실과 성적자극의 변화 등으로 배우자와의 성적 관계에 문제점이 생길 수 있다. 또 항암제 치료나 호르몬치료에 의한 호르몬 수준의 변화로 인한 성기관의 신체적 변화와 약물독성에 의한 전신적 부작용으로 성충동과 성기능이 줄어든다. 또 암 자체와 암 치료에 의한 지친감, 허약감, 불편감, 근심과 우울 등의 신체적, 감정적 부작용, 생리적 노화현상, 기타 약물복용 등으로 성욕이 떨어진다.

□ **성교**: 많은 환자들은 암을 가지면 다시 성교를 가질 수 없을 것이라고 생각한다. 실제 성교는 마음속에서 마지막 일이다. 그러나 생활의 한 부분으로 남아있다. 성교에 대한 관심은 삶에 대한 관심이고 암으로부터 회복된다는 척도도 된다. 암 치료 중에 성교를 가지는 것에 어려움을 느낄 수는 있으나, 성관계를 계속하지 못한다는 것을 의미하는 것은 아니고 조절이 필요하다.

□ **건강한 성관계를 창조하기 위한 방법들**

· 시간이 걸리고 힘들더라도 서로 함께 의논하고 행동하여야 성적 문제를 원만히 해결할 수 있다.

· 먼저 성교에 대한 환자의 감정, 관심 및 욕구에 대해 상대편에게 솔직하게 공개적으로 이야기하는 것이 대단히 중요하다. 만약 환자가 공개한다면 많은 오해를 피할 수 있고 그렇지 않으면 상대편이 부정확한 추측만을 하게된다. 상대편의 생각과 느낌을 알고 이야기 함으로 신체적 친밀과 감정적 친밀로 이끌 수 있다

· 암과 치료에 관여한 모든 문제는 성적 기분에 영향을 줄 수 있다. 환자와 배우자는 유방암이 유발할 수 있는 신체적 제한을 알아둘 필요가 있다. 환자의 증상을 정직하게 토로하는 것은 양측이 적절한 타협을 하는데 도운다. 예를 들면 성행위를 위해 어느 주의 어느 일정 시간을 정해두면 그동안 준비나 중간 휴식을 취할 수도 있다.

· 불임, 질 건조증, 질 동통 같은 신체적 변화도 이겨내기 어렵다. 환자는 배우자에게 이야기하여 이런 문제점을 해결하도록 해야 한다. 배우자는 환자가 통증이나 불편감이 있다고 믿으면서 주저할 것이고 그러면 환자는 배우자가 성의욕을 잃었다고 생각할 수도 있다.

· 유방소실에 의한 유방체형 변화에 대해 환자와 배우자가 평소 그 모양을 자주 보고 만져봄으로서 변형을 받아들이고 익숙해져서 성관계에 감정적 장애를 적게 할 수도 있다.

· **연애와 친교 행위**

아픈 동안 환자와 상대자 또는 배우자 간에 성교는 아니더라도 어떤 육체적 접촉을 원할 것이다. 많은 부부는 키스, 포옹, 애무를 통해 친근함을 발견한다. 또한 성교 대신에 구강성교, 상호자극, 관능적 마사지 등을 생각한다. 성교와 친교는 반드시 같은 것은 아니다. 때로는 옷을 잘 입고 나가서 즐기는 것은 굉장한 연애감정을 만든다. 환자가 구애를 내보이는 것이

재미있고, 환자를 사랑에 빠지게 만든 상대자나 배우자에 대한 특별한 일들을 기억하게 해준다. 환자는 큰 신체적 변화를 겪었지만 상대방은 그렇지 않다는 것을 기억하라. 상대방은 아직 같은 요구와 욕망을 가졌고, 달라지거나 줄어든 성생활을 적응하기가 어려울 수 있다. 환자는 신체적 사랑이 줄어들었지만 상대방에 대한 사랑과 욕망은 그렇지 않다는 것을 알게 하라. 암 치료가 성생활에 영향을 미칠 수 있으므로 의사와 상담하고 의사는 성적 친교를 즐길 수 있는 여러가지 방법을 제공할 수 있다. 상대자나 배우자와 같이 힘쓰면 좋은 결과를 얻을 수 있다. 중요한 것은 환자의 가슴이 어떻게 보이는 가가 아니고 환자는 여전히 자기가 사랑하는 여자라는 사실이다.

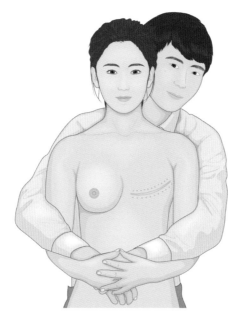

그림 37-1 유방전절제술을 받은 아내에게 남편이 "내가 당신전체를 보고 결혼했지. 단지 당신 유방 2개를 보고 결혼한 것이 아니요. 유방 하나로도 만족하고 또 포옹하면 당신의 심장을 더 가까이 느낄 수 있어 앞으로 당신을 더욱 사랑할 것이요."

치료 후 전환기

치료는 끝났다. 처음의 시련은 이겨냈다. 지금은 무엇인가. 가장 반가운 것은 규칙적인 삶으로 다시 돌아오는 것이다. 그러나 유방암 경험은 치료가 끝나도 결코 완전히 끝난 것은 아니다. 현재 당면 과제, 남은 관심과 생각나게 하는 것들이 매일 또는 간혹 튀어 나오지만 사는 동안 일어날 것이다. 지금까지 삶이 전부 암 경험으로 가득하여 감정이 치료시기보다 더 좋지 않다. 그러나 치료 후 많이 변화 되었다. 삶이 변화를 넘어 위안, 의미, 즐거움, 웃음, 희망을 주는 새 삶의 기회 등 거의 새로운 정상을 발견하고 창조하기 위해 한 단계씩 앞으로 전진하는 것이다.

□ 전환기(Transit time)는 무엇인가

전환 시기는 환자가 치료가 끝난 후 독립적으로 되는 시기로서 이 시기에 스트레스가 많아 감정적, 신체적 행동이 다양하게 나타난다. 보통 치료 후 초기에는 병문을 자주 방문하나 전환기를 거쳐 소생기에 이르면 점차 방문 간격이 길어져서 6개월부터 1년에 한 번씩 될 수 있다. 이런 긴 공백 기간에 대해 환자에게 문제를 일으킬 수 있다.

진단부터 소생까지의 3가지의 기간 동안, 감정적, 신체적 도전이 있다.

1. 진단 치료 시기 – 시작과 끝이 확실하다.
2. 전환 시기 – 시작은 확실하지만 끝이 불분명하다. 치료 후 1년간 지속되는 시기로서 대단히 스트레스 하게 된다. 매 3개월마다 방문하다 2-3년 후부터는 매 6개월마다 방문한다.

3. 소생시기 – 1년 마다 방문하게 되면 소생시기가 되고 5년 이상 진행된다.
　　　　　　병원 방문이 줄어 안전하지 않다.

1. 치료 후 전환기의 문제점은 무엇인가

▫ 치료중단 후 의료진과의 분리에 대한 근심

　치료 후 혼자되어 불안하고 근심이 되고 혼자서 뭘 할지 모른다. 자신이 아닌 것 같고 잃어 버린 것 같이 느끼다.

▫ 오래 끄는 걱정: 두려움과 불안정을 느끼면서 "내 삶을 내 스스로 다시 조종 할 수 있나" 걱 정한다. 심적 평화를 오염시키는 고통스러운 질문 :

　–지금 무엇을 하나　　　　　　　　　–지원은 어디 있나

　–의사나 간호사 없이 잘 지낼 수 있나　–언제 다시 의사를 볼 수 있나

　–자주 의사를 못 봄으로 내 질문의 답변을 어떻게 얻나

　–새로 나온 치료법은 나에게 적용될 수 있나

▫ 암 걱정

　치료가 끝났다는 안도감과 앞으로 재발걱정의 이중감정을 가진다. 아플 때나 암에 대한 걱 정이 마음 한 구석에 늘 있고 재발이 될까, 암 치료가 정말 효과가 있을까를 늘 걱정한다.

▫ 부정

　많은 사람들은 치료 후 암이 끝났다고 말하고 실질적 두려움이 없이 오래 삶을 살아간다. 그 러나 그 동안 의심스러운 유방사진, 팔 부종, 유방암진단을 받은 가족의 친척이나 딸이 유방 암 발병연령에 도달 시, 재발 또는 새로운 암 등이 있다면 지금까지의 암 부정의 감정이 파 괴력을 가지고 거칠게 튀어 나오는 새로운 현실이 나타나게 된다.

▫ 환자의 낮은 에너지 대비 주위 사람들의 높은 기대감

　치료 후 자신이나 다른 사람들이 큰 기대감을 가진다. 그러나 환자는 아직 두려움과 피로가 뒤 따른다. 암에 대한 과거, 현재, 미래의 불확실성이 환자와 함께 있어서 환자를 압도하고 지치게 만들고 모든 에너지를 소모시킨다. 그러나 가족들 중에는 환자의 치료 후의 회복과 환자자신

에 대해 큰 기대를 가진다. 그러나 이 때 환자에 대한 지원이 어느 때보다 더 필요할 수 있다.

□ 우울

진단시기에도 우울이 생기기 쉬우나 치료 끝난 후에도 다시 생길 수 있다. 진단시기의 우울은 분명하다. 치료 후 우울경험은 예기치 못한 것이다. 의지할 것 없는 무력감에 의해 압도된다. 이 전환시기에 슬프고 우울한 자신을 발견한다. 시간이 일부 해결하겠지만 자기자신을 돌보아야 할 시기이다.

□ 이야기하기

유방암경험을 이야기하는 것은 쉽기도 하고 어렵기도 하다. 따라서 책임감에서 또는 의식적으로 이야기 할 수도 있고 조용히 있을 수 도 있다. 또 이야기 하는 것이 서로를 도울 수도 있고 때로는 불이익을 당할 수도 있다. 단 환자에게 슬픈 이야기는 하지 말라.

□ 변화된 영상

자신에 대한 영상과 가족들이 자신을 보는 영상에 대한 반응들이 자신과 남편이나 자식들의 삶의 질에 영향을 준다.

□ 만성적 부작용

이 시기에 지속된다. 피로, 탈모, 월경이상, 전신통증, 성기능 문제, 집중장애 등이 동반되고 때로는 이 부작용을 암 재발로 의심하기도 한다. 치료의 부작용에 대한 회복은 치료자체 만큼 오래 지속될 수 있다.

2. 해결방안은 무엇인가

암을 경험한 많은 사람들은 삶에 무엇이 가장 중요한가에 대해 분명한 관점을 가진다. 매일 문제를 처리하고 과거의 건강문제는 짧게 엮어둔다.

□ 새로운 자기 만들기-암이 삶을 변화시켰다. 자신의 매일 의미와 성취의 일을 발견하기 위한 우선권을 앎으로서 가장 중요한 일을 위한 에너지를 모은다.

□ 기대를 관리하기-자기 보존과 자기 방어를 위해 가족이나 자기 자신으로부터 합당치 않는 기대를 자신이 적절한 선에서 통제하고 방어한다. 가족들이 자신을 있는 그대로 보고 자신

247

에게 필요한 만큼만 대접해 주도록 해야 한다.

□ 새로운 지원망 강화하기-무엇이든지 혼자 하지 말라. 위험이 있다. 치료 후 정신적 요구가 치료 중의 신체적 요구만큼 관심을 받아야 하므로 감정적 요구와 자신 전체에 대해 가장 좋은 치료를 받아야 할 시기이다. 새로운 지원망으로 새로운 정보와 도움을 받을 수 있다.

□ 질문에 답변 얻기-유방암 진단이 딸에게 위험이 있는가? 딸에게 유방건강에 대해 어떻게 이야기하는가, 재발위험은 어떤가, 최근 새로운 치료법이 있는가, 필요한 정보에 답변을 얻고 오해를 사실로 바꾸는 것은 대단히 치료적이고 회복을 촉진한다.

□ 자기 자신을 돌보기-지금까지 힘썼다. 이제 나 자신만의 시간을 가지고 천천히 원하고 필요한 것을 행하여 치료와 회복이 빠르도록 한다. 나는 나다. 유방암은 내 뒤에 있다. 암 후의 삶이 있고 내가 계속 암에 의해 좌우되지 않는다.

□ 개인적 태도 만들기-도전 정신과 유머감이 열쇠이고 긍정적 태도와 투쟁심을 가진다.

○ 앞날을 위한 전진

건강한 미래에 초점을 둘 때 최고의 과거를 전개해 보는 것도 중요하다.:

나는 전에 좋은 삶을 살았다. 암이 삶을 통제하거나 변화시키지 못할 것이다. 다시 좋은 삶을 만들 것이다. 나 자신을 실망시키지 않을 것이고 맥 빠지게 하기를 원하지 않는다. 자신은 그 동안 잘 지내 왔고 좋았다. 지금까지 가장 좋은 치료를 하였고 암으로부터 해방 되도록 모든 일을 하였다. 앞으로도 건강하도록 무엇이든지 계속 할 것이다. 아무도 완벽하지 않다. 목표를 정하여 어디에서부터 시작할 것이다.

□ 유방암을 넘어선 어떠한 삶이 되어야 하는지 결론을 만들라.

앞에 미래가 있을까에 두려워하지 말고 자신과 가족의 일들을 생각하고 계획을 만들라. 미래를 가져라. 미래는 한 번에 한 단계씩 만들어 진다. 한 단계는 새로운 정상을 찾는 것이다. 이 단계가 얼마나 걸리지 또는 도달하면 어떻게 보이는지는 아무도 미리 알지 못하고 진행 중에 나타날 것이다. 얼마나 걸릴지는 알 수 없으나 진단의 시기부터 치료가 끝나는 시간 만큼 걸릴 것이다.

□ 전진적 결과가 진행되므로 편안하라. 인내와 지속성이 보답할 것이다. 과정 중에 과거의 자

신과 부분을 자신의 새로운 환상과 미래를 함께 봄으로 보상되어질 거이다.

□ 이행시기를 통과하여 소생자가 되었으므로 재발로부터 자신을 방어하기 위해 무엇을 해야 하는지 자신에게 생각하고 또 감정적으로 남은 생을 잘 처리하도록 준비하고 있다는 것을 깨달아야 한다.

3. 소생의 의미는 무엇인가

□ 암소생의 의미는 암진단부터 시작하여 3단계가 있다.
   -진단과 치료단계
   -치료를 갓 넘어선 단계
   -치료후의 단계, 단기 또는 장기 미래
□ 암소생자(survivor)는 여러가지로 정의한다.
   -암진단을 끝낸 사람   -암 치료를 끝낸 사람. 현재 병이 없다.
   -암진단 후 수년 이상 살아왔던 사람   -과거의 암 경험을 정의하는 사람
   -최근에는 암환자 주위의 가족들도 포함시킨다.
□ 유방암 진단을 받는다면 '암환자' 로만 생각하지 않는다. '암환자' 는 죽을 때까지 암 치료를 계속 받는 경우이고 만약 건강하고 한 부위에 치료받아 완치되거나 현재 무병상태이면 짧은 기간의 '암환자' 이고 남은 기간은 '암소생자' 이다. '암과 함께 사는 사람' 은 암진행이 정지 또는 완화되거나 악화되어 있는 것으로 정의하면서 '암소생자' 와 구분한다.
□ 소생자의 삶의 질에 영향을 주는 요소들:
   -암의 종류   -암의 치료 방법
   -가족내 지원의 수준   -재정 상태
   -스트레스, 근심의 수준   -감정 상태
□ 소생치료(survivorship medicine)의 의미
   -암환자의 전반적 건강유지를 포함한다.
   -암가족을 지원한다.

　　　−통증, 무력, 정신적 긴장을 최소화 하면서 삶의 질 증진한다.

　　　−예방과 조기진단 포함한다.

　　　−병에도 불구하고 건강하고 활동적이고 생산적 삶을 살도록 하는데 도운다.

　　　−미래에 삶을 즐기고 건강한 모습을 가지도록 한다.

□ 유방암 소생자를 위한 조언들

　　　−자신의 치료요약서를 가져라

　　　−암 치료의 장기간 효과를 감시할 계획을 세워라

　　　−암 재발을 관리할 방법을 배워라

　　　−움직이라

　　　−잘 먹어라

　　　−건전한 생활 습관으로 살아라

　　　−자기 신체를 되찾아라

　　　−증상을 치료하라

　　　−다른소생자와 연락하라

　　　−유방암에 관한 자료를 사용하라

39

Chapter

유방암 치료 후 조정과 유지

1. 치료 후의 경과는 어떻게 되나

□ 유방암 치료 후 지속적 관찰에서 몇 가지 가능한 결과가 있다.
  · 치료가 암의 보이는 증거를 모두 제거함(암의 완전소멸, 완치)
  · 치료가 암의 성장을 중지하거나 축소시켰으나, 모든 암의 제거는 아님(암의 조절)
  · 치료에도 불구하고 암이 계속 성장하고 퍼지는 것(무반응)
  어느 것이든지 환자는 새로운 관심과 긴장을 경험할 수 있다.

□ 만약 대부분의 환자처럼 치료가 성공적이고 암이 완전히 제거되었다면 환자는 생을 새로 시작하는 것같이 느끼면서 매일을 선물 같이 느낄 것이다. 그러나 재발의 두려움이 또한 유방암 치료 여파로 남게 될 것이다. 어떤 환자들은 규칙적 동통이 큰 근심을 불러 일으키고, 새로운 통증마다 암의 재발을 나타낸다고 두려워하고, 이 두려움은 삶을 다시 시작하는데 어려움을 준다. 많은 유방암 생존자는 자신의 건강유지를 위해 적극적으로 노력하는 것이 재발에 대한 근심 해결에 도움이 된다는 것을 발견한다.

  −건강하게 먹는다: 지방이 적고 충분한 음료와 야채와 과일을 포함한 음식을 먹는다.

  −규칙적 운동계획을 세운다: 만약 환자가 피로나 체중감소 때문에 치료 중 비교적 활동이 적었다면 새로운 운동계획을 시작 전에 의사에게 의논해라. 천천히 시작하여 점차 지구력

을 세워라. 운동에는 여러가지 형태가 있는데 좋아하는 활동을 찾아라.

-긴장을 관리한다: 많은 사람들이 긴장에 익숙해 왔으므로 우리는 긴장을 매일 생활의 일부분으로 받아 들인다. 우리 모두 삶에 긴장을 갖지만 과도한 긴장은 면역계통을 취약하게 해서 병에 더 민감하게 만든다. 많은 사람들은 독서, 묵상, 요가 등의 활동이 긴장과 근심을 덜어준다는 것을 발견한다. 어떤 사람들은 자기건강을 유지하기 위해 가능하면 많이 배우고, 그러나 배웠던 것을 기초로 삶에 변화를 주어서 긴장을 완화한다.

□ 만약 치료가 성공적이지 못해 완치가 달성되지 못했다면 그때 오는 걱정, 긴장과 기분은 매우 다르다. 때로는 치료가 사람을 실패하게 만들지, 사람이 치료를 실패하게 하지 않는다는 것을 생각하는 것이 중요하다. 치료가 성공하지 못한 사람은 마치 자기에게 책임이 있는 것 같이 느낄 수 있는데, 치료는 여러가지 이유로 실패할 수 있고 자기의 책임이 아니다. 만약 치료가 잘 안되면 환자는 처음 진단받았을 때 경험했던 감정 즉 분노, 실망, 의심, 두려움, 비통, 방황 등을 느낄 것이다. 환자가 치료실패의 소식을 들었을 때는 다음 단계의 새로운 결정으로 옮겨야 된다는 것을 의미한다. 여전히 암을 치료할 수 있거나 또는 암을 축소시킬 수 있는 치료계획을 시행하는 것이 가능하다. 만약 이 전환이 어렵다는 것을 알면 환자가 처음의 진단과 치료당시에 어떻게 극복했는가를 생각하라. 이번에도 비슷해서 그때 도움이 되었던 방법이 지금 다시 도움이 될 것이다.

□ 고식적 항암화학요법을 치료받은 어떤 환자들은 '부분반응(partial response)' 이라고 불리는 결과를 가질 수가 있는데, 이것은 종양은 작아졌으나 완전히 사라진 것은 아님을 뜻한다. 이런 종류의 치료반응을 경험한 환자는, 이 소식에 그들의 감정과 반응이 완치를 한 환자와 치료에 반응하지 않는 환자 사이에 있다는 것을 발견한다. 환자는 실망과 감사, 슬픔과 기쁨, 희망과 절망의 혼합된 감정을 느낄 것이다. 만약 부분반응을 보일 경우 환자가 다르게 했다면 완전소멸(완전반응)로 이끌 수 있었겠지 라고 생각하기 쉬우나, 암이 치료에 완전반응하지 않았다는 것이 환자의 책임이 아니다.

□ 여러 가지 치료를 받았지만 부분반응을 보였다가 다시 종양이 커진다든지, 처음부터 항암제에 종양이 반응을 하지 않는 경우에는 환자에게는 암과의 투쟁에서 가장 어려운 시기가 될 것이다. 어떤 환자는 또 다른 형태의 치료를 시도해 보기도 하고 어떤 환자는 더 이상 그런

과정을 추구 하지 않더라도 예후나 생존율이 개선되지 않을 수도 있다는 것을 생각과 새로운 치료계획의 이점과 빈번한 병원 방문과 치료부작용 등의 단점을 비교해 보아야 한다. 그 반면에 환자가 할 수 있는 한 오래 치료를 계속하기를 원한다면 앞으로의 치료가 어떤 이익을 가져다 줄 것인지를 고려도 해야 한다. 그 결정은 옳고 그른 것이 아니고 환자에게 가장 적합한 것이 가장 좋다.

☐ 환자가 어떤 것을 하기를 결정할지라도 가능하면 편안하게 되는 것이 중요하고 또 그렇게 되기를 바랄것이다. 환자는 통증과 같은 어떤 증상에 대해 치료를 통해 호전되기를 기대하는데 이런 치료를 '고식적 치료' 또는 '완화치료' 라고 한다. 이 치료는 증상을 완화하는데 도움이 되나 암자체를 치료하는 것은 아니고 주목적은 삶의 질을 증가시키는 것이다. 암이 진행되어 더 이상 근본적 치료가 불가능할 때에는 호스피스 완화치료를 통해 도움을 받을 수 있다.

☐ 희망

치료를 마친 후 결과가 완치이든 아니든 환자와 가족들은 여전히 심한 감정적 시기를 직면할 것이다. 유방암을 포함하여 어떤 암을 가졌던 사람들의 경험은 각자 틀리지만, 어느 누구에게나 삶에 중요하다고 생각되는 것은 희망이다. 사람마다 일이나 시간에 희망하는 것이 다르지만, 우리 삶에 희망의 출현은 우리를 오늘에서 내일로 가도록 한다. 매일을 가장 충족하게 살도록 애써야 한다. 처음 암진단을 받았을 때 실수이기를 희망하고 치료 중에는 완치되기를 희망한다. 만약 치료가 결코 완치를 기대할 수 없는 상황이라면, 지금 무엇을 희망할 것인가 하는 것은 환자의 목표에 달려 있고, 희망을 재구성할 시기일 수 있다. 여기에는 사랑하는 사람들과 더 많은 시간을 가지기, 증상 완화하기, 증상 없이 편안하게 사는 것 등을 희망한다. 유방암을 가진 환자들은 다음 여름을 다시 맞이 할 수 있기를, 또는 하루를 더 맞이하기를 희망한다.

희망은 삶을 지속시킨다. 치료의 결과가 어떻든지 희망을 위한 자리는 있다. 가끔 어떤 희망이 있는지 알기가 어렵지만, 희망을 발견했다면 사랑하는 사람들에게 이야기하라. 환자에 대한 그들의 사랑과 애정은 가장 어려운 때에 환자를 도와줄 것이다. 문제와 실망, 상승과 하강이 때로는 극심하다. 언제 어느 시기이든지 유방암 환자가 기대하는 어떤 것에 대해 집중하는 것은 많은 어려운 순간을 지나가는데 큰 도움이 된다.

※ 유방암이 나의 신체를 침입했지만 나의 정신까지 침입하지는 않았다. 나의 가슴에는 흉터가 있을 수 있지만 나의 심장에까지 흉터가 있을 필요는 없다.

※ 자신을 암생존자 즉 암과 함께 살고 있는 사람으로 생각하라. 삶을 즐겁게 살도록 지속적으로 노력하라.

※ 항상 희망이 있다–치유와 완화에 대해, 오래 사는 것에 대해, 삶의 질을 높이는 것에 대해 희망을 가져라.

2. 말기암 관리와 호스피스는 어떻게 하나

□ 유방암이 심한 진행의 병기에 다다르면 많은 환자는 암 치료를 정지해야 할 때를 깨닫게 되는 시점이 온다. 그런 시점을 환자와 의사가 남아있는 선택권을 의논하여 결정한다.

· 치료가 암을 치유할 수 없다.
· 앞으로의 수술, 방사선치료, 항암치료가 병의 과정을 변화시킬 수 없다.
· 지속치료가 소생을 연장하거나 삶의 질을 호전시킨다는 증거가 없다.
· 모든 증거는 지속적 치료로부터 양성반응은 단기라는 것을 암시한다.
· 향후 치료의 부작용이 심각하다.

이런 경우의 치료 목표는

· 암 증상을 가능하면 많이 관리하여 줄인다.   · 가능하면 부작용을 적게 겪는다.
· 가장 좋은 삶의 질 가진다.   · 가장 긴 삶을 가진다.

암 치료 중단은 의학처치를 끝내는 것이 아니고 의사로부터 규칙적 처치를 계속 받는다.

암진단을 받은 후 처음에는 치료의 강조점은 암을 치유하는 것이다. 만약 암이 치유가 안 된다면 치료는 환자가 더 오래 살 수 있도록 하려고 암의 성장을 늦추는 것이다. 이런 시도도 더이상 효과가 없다면 강조되는 것은 불편과 다른 증상을 완화하는 것이다. 지원적(고식적) 처치는 정신적, 사회적, 영적, 감정적 요구, 가족부양부여 등에 대해 말한다.

이런 때를 어떻게 아는가? 하기 어려운 결정이다. 이것은 치료팀, 가족, 친구들의 조언으로 할 수 있는 개인적 결정이다. 어떤 환자는 포기하는 것 같이 느껴서 치료를 끝내기가 어렵다는 것을 발견한다. 그러나 만약 암이 항암치료에 저항한다면 그런 치료는 오히려 좋게 보다 더 나쁘게 된다. 많은 환자들은 남은 시간을 즐기기를 원하기 때문에 삶의 질은 올라가게 된다. 환자가 항암제치료 없이 지낼 수 있는 것이 좋을 때는 치료가 효과가 없고 계속되는 불리함이 이익보다 더 많을 때이다. 더 이상 효과 없는 항암제치료의 중지결정은 환자가 통제를 다시 찾는 방법이 될 수 있고 또 치료부작용으로부터 자유롭게 되는 것은 환자의 생을 돌보는 강한 단계일 수 있다.

1) 말기암 호스피스

호스피스(Hospice)란 무엇인가

생명에 위협을 주는 심한 암이 진행된 환자에게서 전체 병력의 과정에 일차 치료적 의학처치와 상관없이 환자의 삶의 질을 증진시키고, 증상과 부작용의 완화를 위해 의사, 간호사, 약사, 영양사, 사회사업가 등 전문가들에 의해 시행되는 약물이나 물리치료 등의 치료를 안락치료, 유지치료, 또는 고식완화치료라고 한다. 고식적 치료는 진행 암의 어느시기에나 가능하나 특히 남은 생명기간이 6개월 이내로써 환자가 혼자 활동할 수 없고 더 이상 항암제치료를 시행할 수 없는 상태에서 완화치료 (Palliative care)만 시행하는 것을 "호스피스" 치료라 한다.

호스피스는 암 치료나 생명연장이 목적이 아니고 암의 마지막 단계에 신체증상의 완화와 감정의 유지를 목적으로 하므로 통증과 여러 증상을 조절하여 환자가 평화롭게 안락하고 위엄있는 삶의 질을 가지도록 하는 것이다. 병을 치료하는 것이 아니고 사람을 치료하는 것이다. 호스피스는 의사의 향후 치료의 무의미함과 불량한 예후에 대한 설명에 따라 환자와 가족 간의 의사결정에 의해 시행된다. 이 결정은 희망도 없이 미리 포기하는 듯 한 생각으로 힘들 수 도 있으나, 증상완화를 통하여 남은 생을 더 잘 활용하고 평화와 위엄으로 생을 마무리 한다고 달리 생각할 수 있다.

호스피스는 병원, 호스피스 요양소, 가정에서 의사, 간호사 등 직업적 또는 자원치료사의 관리를 통해 시행할 수 있다. 특히 가정에서 시행하면 환자와 가족 중심이 되고 몇 가지 기구와

약제를 준비하여 호스피스 계획표에 따라 진행할 수 있다.

※ 호스피스는 증상관리와 유지치료로서 호스피스는 암을 치료하는 것이 아니고 사람을 치료하는 것이다.

※ "죽음이란 삶에 대하 지불되는 보상"으로 기억하고 죽음의 생각에 잠기지 말고 죽음을 맞이할 실질적 단계를 취하라.

40

가족들과의 전달

암 환자들은 보통은 배우자나 친구들을 동반한 가운데 의사로부터 암진단을 받는데 때로는 조용히 혼자 암진단을 받을 수도 있다. 이 경우 환자의 진단에 대해 누구에게 말할 것인가, 그들에게 언제 어떻게 무엇을 말하는가는 또 다른 힘들고 어려운 결정이고 이는 순전히 환자에게 달려있다. 거기에는 옳고 그른 결정이 없고 단지 환자에게 가장 편안하다고 느끼는 것을 행한다. 다른 사람에게 진단을 숨기는 것이 자신을 더 격려하고 혼자된 것 같이 느끼도록 하므로, 자기 상황을 알리는 것이 사랑, 이해, 지원을 얻기 위한 문은 열 수 있다. 그러나 환자가 결정할 때 아래 사항을 고려하는 것이 좋다.

– 암진단은 수치스럽거나 난처한 일이 아니다.

– 환자의 진단을 다른 사람과 이야기하는 것은 혼자 처리해야 할 부담을 덜어준다.

– 주위 사람이 환자에게 무엇이 일어나고 어떻게 느끼는가를 알면 그들은 여러 가지 방법으로 환자를 지원할 것이다.

– 다른 사람에게 말하는 과정은 상태의 진실을 받아들이는데 도움이 된다.

비록 환자가 진단에 대해 어떤 사람에게 말하기를 결정했더라도 실제로 앉아서 편안하게 하는 것은 어려울 수 있다. 그러나 그것을 하는데 옳고 그른 방법은 없다는 것을 기억하고 환자 자신의 판단대로 하라. 각 사람마다 이 놀라운 소식에 다르게 반응한다. 환자가 누구에게 자기 진단을 말했을 때 환자의 마음에 들지 않거나 또는 환자를 걱정시키는 반응을 보일 수도 있다. 이 반응이 그 사람이 환자를 다치게 하려거나 거절하려는 의도는 아니라는 것을 아는 것이 중요하다. 가족이나 친구들은 대단히 놀라거나 환자를 잃을까하는 슬픔으로 압도된다. 사람들은 무슨 말을 해야 할지 모르고 나쁜 말을 하는 것이 두려워 아무 말도 안할 수도 있다. 만약 어떤 사람이 옳게 느끼지 않는 방법으로 반응한다면 환자는 그것에 대해 어떻게 느낀다고 설명하도록 하라. 이것은 그 사람이 환자에게 실제 어떻게 느끼는가를 말하는 기회를 준다. 환자가 고민에 대해 남에게 이야기 하는 것은 어색하고 불편해도 양측을 위해 이익이 된다.

1. 배우자에게 이야기 하기

배우자는 암진단에 대해 가장 먼저 이야기를 해야 할 사람이다. 만약 혼자 암진단을 받았다면 배우자에게 이야기하는 것이 첫 과제이다. 암의 부위와 암의 정도에 따라 다소 차이가 있겠지만 가장 좋은 방법은 할 수 있는 대로 털어놓고 정직하게 전달 하도록 애쓰는 것이다. 서로에게 새로운 감정이나 느낌에 대해 이야기하는 방법을 모르기 때문에 쉽지 않을 것이다. 배우자에게 소식을 쉽게 전달하기 위한 방법으로는
  −방해 없이 단 둘이 있을 때의 시간을 찾아라.
  −의논을 위한 개인적인 장소를 선택하라.
  환자와 배우자가 오랫동안 함께 있어 왔지만, 이런 종류의 소식에 어떻게 반응할지 예측하는 것은 쉽지 않다. 보통 하던 대로 반응 안할 수도 있고, 환자가 배우자로부터 기대했던 방법이 아닐 수도 있다. 현재 서로가 필요하기 때문에 이것이 서로를 놀라게 하거나 걱정하게 하지 않도록 애쓰라.

2. 자식들에게 이야기 하기

환자가 자식들을 비롯한 가족들에게 암진단에 대해 이야기 하는 것은 당면하는 가장 힘든 일의 하나이다. 전달하는 것은 빠르면 더 좋다. 자식들의 나이가 유방암을 이해하는데 큰 영향을 미친다.

□ 자식

　－자식들에게 솔직한 것이 현명하고, '암' 이란 말을 사용한다.

　－서로의 왕복전달로 공개적으로 말하고 그들의 두려움을 듣기도 한다.

　－말하는 방법은 자식들의 나이와 그들의 감정적 취약성을 고려한다.

　　나이어린 자식에게 "내가 위험한 병인 암에 걸렸다. 그러나 우리는 다행히 일찍 치료하였
　　고 의사가 곧 더 좋아지도록 도우려 한다" 균형적 전망을 전해 준다.

　　자식에게 알아야 할 필요가 있는 것은 환자가 그들을 돌봐줄 것이고, 갑자기 죽지 않는다
　　는 것이고 또 환자의 삶의 변화가 그들의 잘못이 아니다 라는 것을 아는 것이다.

　－나이 든 자식들 특히 여자자식들에게 집안일에 대해 할 수 있는 일들을 주어 유용하다는
　　것을 느끼도록 한다.

　－지키지 못할 약속은 처음부터 다시 자식에게 하지 말라

　　예로는 "죽는가" 묻는다면 "나는 대단히 오래 살다가 노인으로 죽을 것이다. 의사가 날 잘
　　치료해 주고 있고 나도 내 자신을 잘 돌보고 있어 오래오래 살기를 희망한다"는 말보다는
　　"사람은 누구나 한 번 죽게 되지만 치료를 잘 받아 꼭 이겨 낼 것이다" 라는 말이 더 좋다.

　－유방암은 특히 모녀간에 복합적 결과를 가진다.

　　정상적 두려움 이외에 딸은 자기도 암에 걸릴 수 있다고 걱정하는 것이다.

　　실제로 유전적 요소가 있기 때문에 근거없는 두려움은 아니다. 나이들면 유방에 대한 조사
　　의 필요를 알아야 한다.

　－때로는 딸이 모친에게 분노할 수도 있다. 또 모친은 딸에게 죄스러운 마음을 가질 수 있다.
　　서로 처리해야 한다.

　－유방암 발병은 어느 누구의 잘못도 아니라는 것을 확신시켜야 한다.

　－암에 대해 잘 모르므로 어느 부위에 병이 있다는 것을 지적해 주는 것이 좋고 치료 중의 여
　　러 외관 변화에 대해 설명해 주는 것도 좋다.

□ 어린 자녀들

　－어린이들은 잘못된 것을 잘 눈치채고 무엇이 일어날지 모르면 더 걱정하기 때문에 이야기
　　해야 한다. 대체로 유방암은 예후가 좋으므로 잘 설명하여 안심하게 해야 한다.

　－유방암이 전염이 안된다는 것을 확인해주어라.

-가능하면 그들의 계획표를 정상적으로 진행시켜라.

-솔직하게 질문을 답해주고 나이에 맞게 적절한 정보를 주어라.

- '유방암' 이란 말을 사용하여 병을 부르는 불안을 해소시켜야 한다.

-암과 치료에 대해 다른 병과 구별하게 하라.

-입원때는 며칠간 집에 없다는 것을 미리 알려준다.

-며칠 입원하면 집에서 할 일을 주어라. 전화 자주한다.

-자식들이 알고 있는 사람들이 잠시 자기 대신에 자식들을 돌본다는 것을 말해라.

-신체적으로, 시간적으로 더 가까워 지도록 하라. 안전하게 지켜지고 사랑 받는 것을 확인해 준다.

-환자의 신체적, 감정적 불편의 표시는 그들과 상관관계가 없다는 것을 알도록 하라.

□ 사춘기 자녀들(청소년)

-환자의 죽음을 두려워해서 병에 대해 이야기 하는 방법을 모른다.

-환자의 다른 모습에 동정보다 더 당황한다.

-질문하도록 불러라

-가능하면 그들이 하던 일이 정성적이 되도록 하라. 너무 환자를 도우는데 신경쓰지 않도록 하라

-환자의 두려움이나 피로에 대해 솔직히 이야기 하라. 믿음을 유지하는 것이 현재 또는 미래의 관계에 중요하다.

-이야기 할 적당한 시기를 기다리지 말라

□ 성인 자녀들

-멀리 떨어져 산다면 가까이 못 있게 되는 죄책감과 병자체에 대한 두려움이 있다.

-여자들은 병이 자기 장래의 건강에 미칠 영향을 두려워한다.

-자식들이 집을 떠나 있다면 환자가 그들을 필요로 할 때 독립성과 집을 떠난 죄책감에 대한 자연적 본능 사이에 마음 아파한다. 조절해 보도록 애쓴다.

-유방암에 대해 다른 사람에게 어떻게 언제 말하는가 간에 감정이나 사실이나 자기 일에 솔직하라. 말 안하면 감정적과 신체적 부양을 놓치게 된다. 병에 대해 말하고 어떻게 처리하는가를 말하면 스트레스 줄이고 도움이 된다.

□ 자식들과의 연락과 도움되는 책략

–그들의 지원체계를 최대화하라. 정상계획표가 되도록, 안정이 유지되도록 한다.

–적절한 정보를 주어라

–일반적 질문을 알려라. 표현하도록 하라.

암에 대해, 죽음에 대해–암은 위험한 병이다. 환자와 의사가 암과 싸우기 위해 최선을 한다. 가능하면 오래 살아 전과 같이 바쁘고 활동적일 것이다.

–병원 문병: 상황에 잘 조절되도록 도와라

–사랑받았다는 것을 알도록 하라. 자식들은 보고, 듣고, 느낀 것에 따라 행동한다.

가족 일상생활에 변화에 잘 조정이 되도록 하기 위해서 사랑을 확신해 준다.

□ 어린 딸이 환자의 유방모습을 볼 때 어떻게 느끼는가

외모변화에 대해 눈치채고 이상하게 여긴다. 분명하고 간단하며 반복해서 확인해 준다.

–유방이 병이 들어서 건강해질 수 있는 특별한 곳으로 보냈다고 어린이에게 설명한다.

–유방재건술로 설명해 준다.

–"이대로 괜찮다" 라고 말한다.

–아이들에게 유방과는 영향 없다고 확신시키므로 공포감을 줄인다

–접근해도 된다는 것을 인식시킨다.

□ 양친

–진단에 익숙해진 후 양친이 살아계시면 양친에게 이야기해야 한다.

만약 양친의 건강이 안 좋다면 상황이 미묘해질수도 있다.

–처음에는 양친이 사실을 알고 슬퍼할 것이고 걱정도 많이 할 것이다. 그러나 유방암은 경과가 아주 좋으므로 안심시켜야 한다.

–좀 젊은층의 양친은 환자를 적극적으로 도우려고 애를 쓸 것이고 또 양친에게 어떻게 도와주는 것이 좋다고 말해주면 도움이 된다.

–나이 많은 양친에게 매일 해 주어야 할 일들이 있다면 다른 가족이나 친구들이 대신해 주도록 부탁한다.

배우자의 역할

암진단을 받은 후 부부간에는 강한 감정적 시기로서 인간성과 부부관계의 긍정적, 부정적 면을 가져오는 상처받기 쉬운 시기이다. 부부가 상황을 진지하게 생각하고 감정을 동조하게 되도록 애쓴다면 그 관계는 매일 하는 일부터 성생활까지 모든 일에 장기간 또는 단기간 조정하는 것이 필요하다. 좋은 날도 있고 나쁜 날도 있다.

□ 아내의 암진단에 어떻게 반응하는 가는 여러 요소에 의해 영향받는다.

－성격차이, 가족구조, 전달방식, 문화적 기대, 위기처리에 대한 과거의 경험 등 암진단부터 회복까지 전 과정을 통해 환자의 생에 특별한 임무를 가진다. 이 때 환자는 남자로부터 지원을 받고 동시에 남자는 자기 자신의 필요도 잊지 말아야 할 시기이다.

1. 진단에 대한 처리는 어떻게 하나

□ 암진단은 위협적이다.

처음 몇 주는 가장 감정적으로 어려운 시기이다. 기분은 순간마다 바뀌고 진단을 극복하려고 할 때 감정과 느낌이 강력하고 예상이 안된다. 이런 감정은 일시적이고 시간이 지나면서 근심은 줄어든다. 이 과정은 사람마다 다르다.

□ 감정과 기분

환자와 같은 감정과 기분을 가진다. −분노, 근심, 도움없음, 두려움, 무력함

☐ 역할과 위치가 독특하다. −사랑과 헌신이 다른 가족과 차이가 있으므로 늘 옆에 있어야 하고 많은 책임도 가진다.

1. 암과 전이에 대한 두려움

· 질문과 생각:

−암이 퍼졌을까　　　　　　　−계속 퍼지고 있을까

−재발될 가능성은 얼마인가　　−얼마나 오래 살까

이런 두려움이나 근심은 정상적이다. 암 이외에도 환자의 고통을 보는 것이나 죽는 것을 보는 것을 두려워 할 것이다. 자신이 아프게 되는 것도 두려울 것이다.

2. 지원을 제공하는 방법을 아는 것

· 많은 배우자는 상황을 잘 처리 못하거나 충분한 지원, 사랑, 이해를 부여 못한다고 근심한다.

−어떻게 돕나　　　　　　　　−내가 정말 도움이 될까

−내가 도우거나 지원 할 능력이 있는가

· 큰 좌절 중 하나는 환자의 예기치 못하고 때로는 강한 감정을 처리하는 방법을 모르는 것이다. 잘해주고 싶어도 또는 대화를 하려고 해도 방법을 몰라서 비협조와 무력함을 느낀다. 부부관계의 강함을 평가하고 방법을 세워야 한다.

3. 매 생활에 대한 조정: 가정, 직장

−누가 자식들을 돌보나

−누가 요리하나

−휴가나 병가를 다 사용했을 때 어떻게 하나

감정문제를 넘어서 암을 가진 사람과 매일매일 생활한다는 것이다. 가족이 암이 걸리면 삶의 여러 방면에 영향을 준다. 부여된 양육과 집안살림, 책임, 환자의 간호를 해야 할 필요가 있다.

간호역할의 준비가 잘 안되어 무력함과 좌절을 느낄 것 이다.

○ 환자로부터 기대하는 것은 무엇인가

환자가 암진단을 받으면 그 감정을 나누기 전에 약간의 시간이 필요하다. 배우자로부터 신체적으로 감정적으로 좀 떨어져 있을 것이다. 환자가 주제를 가져오도록 하는 것이 중요하다. 환자가 관심과 근심을 배우자와 같이 나눌 준비가 되어 있다면, 들을 준비가 되어 있다는 것을 환자에게 알도록 하라.

분노, 두려움, 스트레스, 근심, 고독, 우울, 무기력 등이 환자가 경험하는 감정이다. 이런 일을 매일 또는 매 시간 변하기 때문에 예측할 수 없다. 배우자는 감정적 분출이나 기분의 동요를 받는 쪽에 있게 된다.

□ 환자로부터 볼 수 있는 감정은 무엇인가

· 분노와 적의

–이런 표시는 환자가 스트레스와 긴장감을 줄이는데 도운다.

–"왜 내가" 로 묻는다

· 두려움–흔한 반응이다.

죽음, 통증, 일 못함, 신체적 변화 , 개인적 관계변화, 미래에 대한 불확실성, 가족에 대한 부담.

· 스트레스와 근심

두통, 근육통, 식욕소실을 일으킨다.

· 고독감

격리되고 혼자 있는 느낌을 가진다. 또는 친구들이 연락을 잘 안하게 된다.

· 움츠리기, 철수

때로는 어떤 통제를 얻기 위해 필요할 수 있다. 시간과 장소가 필요할 수 있다.

· 우울

–슬픔과 절망감, 비관, 무의미한 삶에 의해 압도된다.

–의사를 찾아야 한다.

· 무기력

통제를 일은 감이나 독립심의 소실감이다.

264

2. 돕는 방법은 무엇인가

▫ 배우자는 환자의 진단부터 회복에 중요한 사람이다.

환자는 어떤 때는 감정적 지원, 상담이 필요하고 때로는 집안 일에 도움이 필요하다. 치료가 수년 갈 수 있기 때문에 관계에 장기간 헌신이 중요하고 시간이 지날수록 가족이나 친구들의 관계가 줄어듬으로 배우자만이 환자의 지원과 격려에 유일하게 지속된다.

인내를 가지고 가능하면 정상생활을 하도록 하는 것이 중요하다. 지원해주는 것과 독립적이 되도록 하는 사이의 좋은 균형을 발견하는 것이다.

▫ 가능하면 많이 배워라

환자의 암에 대한 사실을 아는 것은 서로 걱정과 근심을 극복하는데 도움을 준다. 치료과정, 부작용, 보호자의 책임 등 치료에 대해 미리 잘 알면 매일 하는 일에서 생길 수 있는 장애를 극복하고 계획을 세우는데 더 잘 준비를 할 수 있다. 지식 모으는 것은 상황조정을 하는데 단단한 방법이고 함께 동의 결정을 하는데 믿음감을 가질 수 있는 극복과정의 중요한 부분이다. 의사를 만날 때에도 이미 지식이 친숙하므로 더 자신감을 느낄 것이다. 건강정보는 지역사회, 병원, 독서실, 대형 암 연구소와 치료기관 등에 있다.

▫ 감정적 지원을 부여하는 방법은 어떤가

환자에게 배우자의 출현이 가장 중요하다. 심장, 마음, 정신으로 환자에게 접근하는 독특한 위치이다. 환자는 대단히 감정적 시간에 도울 배우자의 지원이 필요하다. 배우자의 출현과 받아들이는 것이 환자에게 꼭 필요하다.

−헌신을 확인한다. 환자를 지원하고 옆에 머문다는 것을 알게 하라. "I love you"

−함께 가치 있는 시간을 가져라. 적어도 하루 30분을 같이 담소하라.

−환자가 무엇을 바라는지 발견하라. 환자가 원하는 것과 필요한 것을 솔직히 말하도록 물어라

○ 실질적인 지원을 부여하는 방법은 무엇인가

▫ 하루의 일과:

　・요리와 설거지　　　　　　　・병원에 운전하기

· 집안 정리정돈   · 전화오는 것과 방문자를 잘 맞이하기

· 환자에게 평화와 조용함을 주기   · 아이들을 돕기

· 필요시 가족이나 친구에게 도움 요청하기

· 환자가 규칙적 활동을 다시 하도록 도우기

○ 서로 상담은 어떻게 하나

전달은 관계에 중요하다. 스트레스나 불확실 시기에 더욱 그렇다.

2가지 전달을 방해하는 일은 잘못된 과정과 서툰 전달기술이다. 이 경우 개방적이고 솔직한 전달이 중요하다.

▢ 전달술책

　· 동반자의 역할:대변인과 대리인 역할을 도운다

　　　　-면담 전에 질문을 준비하라.

　　　　-면담 동안 적어두고 질문하라

　　　　-2차의견 받기를 지원하라.

▢ 환자가 느낌 , 걱정, 두려움, 희망을 나누기 위해 배우자에게 열고자 할 때 배우자가 마음에 두는 점:

　-환자의 표현을 존중하라. 하고싶은 말을 하도록 하라. 원하는 것을 존중하라.

　-정직하게 의논하고 감정적 반응을 나누어라

　-잘 들어라: 주의하라. 듣는 것도 말하는 만큼 중요하다.

　-질문하라: 무엇을 느끼나, 어떻게 도와줄까, 웃음이 약한가

　-인내하라: 침묵과 울음의 시기를 준비하라. 대화만이 능사가 아니다.

　-준비해두라: 치료결정에 대한 토론

　-마음으로부터 말하라: 애정, 접촉, 포옹, 웃음은 애정의 표시이고 때로는 감정을 표시하라

　-선물을 줘라

　-암 이외의 다른 대화를 많이 하라

　-함께 즐겁게 가장 좋아하는 활동을 하라

–삶의 긍정적인 면을 많이 일깨워 줘라: 즐거운 일, 좋은 사람

○ 배우자와의 논쟁은 어떻게 처리하나

유방암의 진단 후 두려움이 피로와 근심과 충돌 시에 더 자주 논쟁한다.

개방이 도움된다–두려움을 말하고 배우자의 관심을 들어라.

□ 관계를 나쁘게 만들 논쟁을 줄이기 위한 방법:

· 시간을 정하라–5분 정도 한쪽은 발산하고 한쪽은 듣는다.

· 반응적 듣기를 실행하다–다시 말한다.

· 존경하라   · 논쟁을 언제 행하는지 알아라

· 현재 문제로 집중하라 · 개인적인 것을 존중하라.

· 협상하라–동의하는 것을 알고, 해결을 위해 가져야 되는 것과 양보할 수 있는 것을 결정하라.

· 논쟁을 알고 서로 옳다고 느낀 것을 하라

· 너무 단정적으로 말하지 말라–"걱정하지 말라, 괜찮을 것이다." "그런 말 하지말라."

· 서로가 얼마나 과정이 잘 되도록 했나 사정해보라.

3. 배우자 자신에 대한 관리는 어떻게 하나

환자가 암진단을 받았다면 환자의 원하는 것과 요구에만 집중하고 자기자신은 무시하기 쉽다. 시간이 지나면 감정적으로 고갈되어 자신을 피곤하고 우울하게 만든다. 자신의 개인적 요구에도 돌보는 것이 중요하다. 환자를 잘 돌보기 위해 자신의 감정, 정신, 신체적 강함이 필요하다. 때로는 감정적 반응이 환자와 비슷하여 환자를 돌보거나 진료과정에 분노, 우울, 절망, 근심, 두려움을 느끼고 때로는 신체적 증상이 나타날 수 도 있다.

□ 균형찾기:

가능하면 많이 정상감을 유지하고 자기자신의 필요를 돌보는 것을 잊지 말라

-자기 삶을 살아라. 즐거운 일을 계속하라 늘 유머를 가지도록 하라

-자기 자신만의 시간을 가져라. 휴식을 취하라.

-너무 힘들때는 주위사람에게 도움을 요청하라

-자기 몸을 돌보라. 잘 먹고 규칙적 운동을 하면서 신체적 요구에 주의하라

-자기가 하는 일에 한계를 정하라   -오래되고 굳은 삶의 일부를 버려라

-작은 것을 버리고 큰 것을 선택하라   -책, 취미, 공부, 음악, 예술로 마음을 길러라

-자신을 표현하라   -지원단체에 참여하라

-다른 사람을 믿어라

▢ 자신의 내적 강함을 유지-자신의 감정적 건강을 보살핀다.

-종교적 믿음 속에 강함과 위안을 찾는다.

-종교서적 읽음, 기도, 명상, 영적 설교자와 상담한다.

▢ 암 치료의 회복과 치료 후의 생활은 어떻게 하나

유방암에 대한 많은 검사와 치료를 했던 힘든 기간이 지나면 회복되어 장기 생존자가 된다. 새로운 정상감을 얻도록 애써야 할 시기이다. 삶을 축하하는 방법으로 새로운 습관이나 기념행사를 조성해 볼 수도 있을 것이다. 치료 후 삶에 대한 조정과정은 소생의 한 부분이지만, 소생 가운데 긴장과 재발염려도 있다. 이런 문제는 서로 의논하여 해결하도록 해야 한다. 부부가 함께 암을 맞선 것은 암을 가진 배우자에게 사랑과 감사를 표현할 기회가 생겨서 부부간의 생을 풍족하게 한다. 또 부분간의 협력을 통한 치료과정의 극복과정에서 스스로의 인내와 강인함을 확인하게 되므로 만족과 자신감을 갖게 된다.

이런 경험은 가족 간에 더 가까워지고 서로 가족이 얼마나 중요한가를 더 잘 이해하도록 한다. 배우자도 소생자의 변화된 생활습관을 따른다면 암위험을 감소시킬 수도 있다. 암소생자가 미래와 남은 생애를 내다보기 시작하므로 배우자도 자신에 집중할 수 있다. 부부가 같이 새로운 계획을 세우고 미래에 대한 새로운 꿈을 창조하고자 노력하게 된다.

※ 삶을 단순화하라-하고 싶은대로 살 수 있는 것을 하고 앞을 위해 힘을 비축한다.

※ 한번 암을 경험한 사람은 결코 같은 사람이 될 수 없다.

○ 배우자의 진행 암의 관리는 어떻게 하나

만약 환자가 유방암이 심한 진행이 되어 생의 마지막 단계에 가까워진다면 배우자는 치유진 단받을 때 보다 훨씬 많은 여러 근심과 직면하게 된다. 죽음이 가까워진다는 사실은 극도로 놀 랍고, 극복할 수 있을까 또는 길고 어려운 과정을 지낼 수 있을까를 걱정하게 된다. 환자에게도 심각한 시간이 된다.

환자는 배우자에 환자의 관심을 듣고 웃음이나 가벼운 촉감으로 지원을 제공하면서 옆에 있 기를 필요로 한다. 환자는 죽는 과정에 들어가면서 삶으로부터 물러서지만 아직 배우자가 있고 필요시 부를 수 있다는 것을 알 필요가 있다. 만약 배우자가 무엇을 할지 모른다면 단순히 손을 잡거나 어깨를 만지는지 하면서 이야기 한다. 그런 기분이 되면 환자의 삶에 대해 이야기하도 록 격려하다 삶을 되돌아 볼 수도 있다.

독신녀 유방암

□ 독신녀가 유방암의 진단과 치료를 받게 되면 감정적 문제나 치료과정을 의논하고 의지할 배우자가 없으므로 혼자서 해결하는 것이 많이 힘들게 느껴질 것이다. 그러나 이럴 경우에 독신녀가 주위의 친척이나 친구 또는 지원단체에 도움을 요청하면 대부분 기꺼이 응할 것이고 또 자발적으로 도와 주려고 나설 것이다. 그러나 독신녀가 유방암 치료 과정을 배우자 없이 혼자 처리하는 것이 때로는 심적 부담없이 편안하게 느낄수도 있다.

□ 독신녀 유방암 환자의 일부는 계속 독신으로 남아 있을려고 하고 일부는 남녀교제를 시작할려고 할 것이다. 실제 독신녀가 유방암 치료 후 새로운 남녀교제를 시작하는 것은 새로운 삶에 큰 스트레스를 줄 수 있고 그 반면에 유방암 병력만으로 교제를 새로 시작하지 못하는 것도 스트레스를 줄 수 있다.

유방암 치료 후 독신녀가 느끼는 장애는 자기는 어쩐지 가치가 적고 부족하고 맞지 않는 손상된 여자라고 느끼는 것이고 또 남자가 자기를 손상된 여자로 감지할까봐 걱정하는 것이다. 변화된 몸과 성적 반응때문에 독닌녀는 교제관계를 어떻게 시작할까? 자기를 사랑하는 남자를 만날 수 있을까? 언제 어떻게 말해야할까 등을 고민하게 된다. 독신녀는 "환자의 암이 아니다"라는 것을 깨달을 것이다. 즉 유방암으로 자기 존재를 정의해서는 안된다는 것이다. 독신녀 환자는 희생물이 아니고 진단 전보다 결코 안전하지 않다든가 가치가 적다는 것이 아니고 과거와 마찬가지이고 오히려 암 경험의 결과로 더욱 강하고 더 흥미있고 더 이해하는 사람이 될 수 있다. 더욱이 유방암을 수치스러운 병으로 생각하는 것도 과거의 일이고 매일 삶의 다른 일일 문제와 같이 있는 것이 될 수 있다.

▫ 독신녀는 조기암으로 완치가 가능하거나 이미 완치판정을 받았다면 좀 더 적극적으로 교제를 할 수 있으나 유방암 병력자체 때문에 교제가 어려울 수 있고 맥빠질 수도 있다.

치료 후의 기간이 짧거나 진행성으로 치료 후 조금이라도 재발가능성이 있다면 교제를 두렵게 생각하여 꺼릴 수도 있고 위험이 따를 수도 있다. 교제의 초기에 갑자기 유방암진단을 받게 된다면 암진단에 대해 이야기 할 필요 없이 1년 정도 만나지 않는 것이 좋다. 교제가 어느 정도 진행되었다면 자기와 남자가 서로 호감을 가지고 있는 듯한 분위기이면 적절한 시기에 이야기 하는 것이 좋고 남자의 반응여부에 따라 교제를 지속할지 결정할 수 있다. 유방암치료 후 처음 교제를 시작한다면 천천히 시간을 가지면서 치료가 2년 이상 지난 후 유방변형이나 성문제와 임신 등 미래의 삶에 대한 문제 등에 대해 이야기 해야 한다.

▫ 언제 어떻게 이야기 하는가도 중요하다.

너무 늦은 것보다 조금 일찍 이야기하는 것이 좋다. 이때 자신감과 말할 용기가 있어야 한다. 과거의 치료회복, 사회적, 성적 자신의 회복 등 다른 어려운 경험과 도전의 극복과 마찬가지로 있는 그대로 문제에 대해 이야기하는 것이 좋다.

수년 전 유방암수술을 받았는데 우리 관계에 영향이 있겠는가? 유방암에 대한 생각이나 감정은 어떤가? 등을 물어볼 수 있다. 남자에게는 자기 몸에 어떤 일이 일어났고 몸이 어떻게 변했고, 미래에 향해 움직일때 감정과 근심이 무엇인가를 솔직히 이야기해야 하고 자신의 유방암이 완화중이고 재발가능성도 적고 치유할 수 있다는 것과 자신은 완전하고 가치 있는 여자라고 이야기 하는 것이 좋다.

이런 이야기에 대해 남자가 잘 받아드려서 이해하고 일부 남자는 "유방암은 흔하고 예후도 좋으므로 큰 문제가 안되는" 것으로 생각하면서 더욱 도와주려고 할 수도 있고, 일부 남자는 여자의 유방암병력에 대해 겁을 내거나 받아들이기를 꺼릴 수도 있다. 독신녀의 유방암 병력을 남자가 받아들이면 같이 새로운 삶을 계획하여 진행할 수 있고 받아들이는 태도가 아니면 깨끗하게 헤어지는 것이 마음이 편하다.

▫ 무엇을 이야기해야 하는 것도 중요하다.

남자에게 유방보존술 후의 유방흉터, 유방전절제술 후의 한쪽 유방 소실과 편편한 가슴, 유방성형술 후의 약간 변형된 유방모양과 피부색깔 등을 미리 이야기하고 후에 갑자기 노출시킴으로 남자가 놀라지 않도록 한다. 유방암 치료 후의 불확실한 미래 즉 수명관계, 치료 후의 임신가능성, 가정과 사회적 활동성, 장기간 정기적 추적검사를 위한 병문방문의 필요성 등에 대해 의사로부터 들은대로 긍정적으로 이야기하는 것이 좋다.

암 극복의 실천

암을 극복할 수 있도록 실천해야 할 여러 가지 사항들이 있다.

□ 암진단 과정과 감정 등에 대한 극복—초기의 감정을 잘 조절하여 이겨내야 신체치료를 잘 받을 수 있다.

□ 암에 대한 지식을 쌓는다—암에 대한 지식이 많은 사람은 감정을 더 잘 처리하고 치료받기도 더 쉽다. 필요하면 의료진에게 물어라

□ 암진단에 대해 가족과 가까운 친구들에게 또는 직장 고용주에게 솔직하고 공개적으로 감정과 과정에 대해 대화하고 도움을 받는다.

□ 치료에 적극적으로 역할을 한다—조절과 통제감을 얻을 수 있다.

□ 환자에 맞는 적당한 크기에 지원단체에 소속되는 것이 필요하다. 여기에는 암 치료에 관여하는 건강관리 의료팀, 감정과 생활지원을 하는 가족과 친구, 때로는 정신과의사, 정신상담자, 종교인, 재정과 법적 문제에 대한 사회사업가 등이 포함된다.

□ 앞선 계획—계획은 불확실을 감소시키고 부정적 감정을 제거하는데 도움을 주고, 긍정적이고 희망적 전망을 유지하는데 중요한 역할을 한다. 치료시간, 재정문제와 보험관계, 가족 내 사항 등을 미리 생각하고 계획한다.

□ 건강유지—균형적 식사, 규칙적 운동, 충분한 휴식, 금주금연 등으로 자신을 잘 돌봐야 한다.

□ 미래를 본다.

암진단 후 즉시 모든 주의력은 암 치료에 집중이 된다. 환자의 삶이 다시 정상으로 복귀될

수 있을까 의심한다. 비록 삶이 변화되고 어려운 시기가 계속 되지만, 다른 많은 사람들이 이미 암을 극복하고 정상활동을 하고 있는 것을 쉽게 확인할 수 있으므로, 환자도 희망을 갖고 새로운 삶을 극복해 나가야 한다. 치료 후의 시기는 새로운 시작을 위한 시간으로 또는 생활습관의 개선을 할 수 있는 기회로 삼음으로써 건강한 미래를 기대할 수 있다. 환자의 암극복의 경험이 결국 삶의 새로운 전망으로 이끌고 그들에게 무엇이 중요한가를 발견하도록 한다. 암에 대한 경험이 삶의 우선권을 재평가하도록 해주고, 새로운 감사를 발견하도록 자극한다. 또 상호관계, 신앙, 일, 그 외 삶의 여러 가지 방면을 긍정적으로 재평가하도록 이끌어준다.

*암 치료의 목표는 더 오래, 더 높고 크게 살도록 하는 것이다.